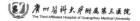

广州医科大学附属第三医院
The Third Affiliated Hospital of Guangzhou Medical University

助产士门诊手册

主编 罗太珍 李映桃

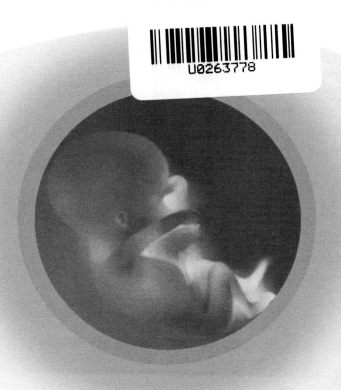

SPM 南方出版传媒

广东科技出版社 | 全国优秀出版社

· 广 州 ·

图书在版编目（CIP）数据

助产士门诊手册 / 罗太珍，李映桃编. —广州：广东科技出版社，2021.11

ISBN 978-7-5359-7698-7

Ⅰ.①助… Ⅱ.①罗…②李… Ⅲ.①助产士—手册 Ⅳ.①R192.7-62

中国版本图书馆CIP数据核字（2021）第159334号

助产士门诊手册

Zhuchanshi Menzhen Shouce

出 版 人：严奉强

责任编辑：黎青青　潘羽生

封面设计：林少娟

责任校对：于强强

责任印制：彭海波

出版发行：广东科技出版社

　　　　　（广州市环市东路水荫路11号　邮政编码：510075）

销售热线：020-37607413

http://www.gdstp.com.cn

E-mail:gdkjbw@nfcb.com.cn

经　　销：广东新华发行集团股份有限公司

印　　刷：广州一龙印刷有限公司

　　　　　（广州市增城区荔新九路43号1幢自编101房　邮政编码：511340）

规　　格：889mm×1 194mm　1/32　印张6.875　字数150千

版　　次：2021年11月第1版

　　　　　2021年11月第1次印刷

定　　价：49.80元

如发现因印装质量问题影响阅读，请与广东科技出版社印制室联系调换（电话：020-37607272）。

编委会

主　编：罗太珍　李映桃

副主编：胡　静　张苏玉　韦淑微

编　委：（按姓氏拼音顺序）

广州医科大学附属第三医院

陈贝双　　陈丽华　　陈　莉　陈　云

陈钰仪　　蔡益香　　黄美凌　黄婉雯

黄　益　琚琳琳　　柯彩萍　李　静

沈　健　王晓玲　　吴莹莹　夏华安

徐木群　薛雨霄　　叶惠清

广州医科大学

任红燕　　叶晓冰

广东省卫生计生适宜技术推广项目（粤卫办科教函〔2020〕30号）、广州市教育科学规划重点项目（202012557）、荔湾区科技计划项目（荔科工信〔2020〕169号：202004044）成果

序

　　国际助产士联盟将助产士定义为接受正规助产学教育，掌握助产实践能力并获得所在国家合法从事助产工作资质认证或注册的专业人员。作为孕产妇的主要照护者，助产士为其提供高水平、连续性的医疗护理服务。在传统医疗模式下，中国的助产士工作仅局限于产房，主要为观察产程及照护产妇完成分娩，未能充分发挥其孕产期全周期全程照护的作用。近年来随着助产士门诊的开展，助产士的工作延伸到产前、产时和产后。助产士门诊最先在澳大利亚开展，为孕产妇提供健康指导、分娩计划及产后照护，疏导孕期不良情绪，改善分娩结局，之后助产士门诊相继在香港和内地开展，主要为正常或低危的孕妇（占总体孕妇人数的80%）提供产前门诊服务，充分发挥其孕产期全周期全程照护的作用，取得良好临床效果，显著降低了孕产妇和围产儿死亡率。

　　现代医学的发展，对助产士的高度专业化技术有了更高的要求。与传统医疗模式相比，新时代的助产模式摒弃了传统模式中许多不必要的产时干预，更加符合妊娠生理和分娩生理，要求助产士不仅可辨识和处置正常分娩和异常分娩，还需要掌握孕早期、孕中期、孕晚期的孕产妇营养、孕产妇医学运动、孕产期心理情绪疏导及常见不适症状的分析和处置等相关知识，并逐渐建设成为兼具专业性和技术性的助产学科。

在这样的背景下，本书应运而生，以助产士为主体，依据中国《孕前及孕期保健指南》，详细地介绍围产期保健相关知识，还介绍了助产士门诊出诊的规章制度、出诊范畴及工作内涵，为后续国内助产士门诊的进一步发展及改进提供参考。

2021年5月5日，全球助产士迎来第30个国际助产士日。今年的主题定为"遵循数据：投资助产士（Follow the Data: Invest in Midwives）"。这一主题强调聚焦助产士的影响力和价值，透过循证数据，呼吁全球关注助产士，终止可预防的孕产妇和新生儿的死亡，实现联合国可持续发展目标，即到2030年，将全球孕产妇死亡率降低到每100 000例活产70例。相信，我国助产士门诊工作的规范化开展，能为孕产妇提供妊娠期、分娩期、产褥期保健全程服务这一目标的实现发挥积极的作用！

前 言

　　广州医科大学附属第三医院妇产科发展已有120多年历史，是著名的妇产科专家梁毅文博士及老一辈妇产科专家创建的我国最早的妇产科临床医疗、教学基地之一。我院1998年成立广州市重症孕产妇救治中心、2010年成为国家临床（产科）重点建设项目单位、2017年荣获"广东省产科临床质量控制中心、广东省重症孕产妇救治中心"资质、2020年获"国家孕产期保健特色专科"和"广东省科普教育基地"称号。

　　助产专业也在与时俱进。我院先后派出20余名助产士去美国、英国、澳大利亚及我国香港、台湾等地学习；与美国助产学会建立良好的学术交流平台，多次举办中美助产士高峰论坛，逐步建设成为广东省和广州市助产士培训基地。自2008年1月开始由资深助产士参与到产科门诊进行一对一的健康宣教，与孕妇建立良好的信任关系，并进行个体化跟进围产期的管理。2009年5月正式挂牌助产士门诊，助产士门诊的开展加强了孕妇与助产士的沟通，并通过对孕妇的分级管理，减轻了产科门诊医生负担。

　　在助产士门诊，助产士通过为孕妇提供疾病知识、健康教育资讯及人文关怀，提前干预孕期不良生活方式，发挥助产士的自身优势，将风险防范关口前移，同时助产士门诊能够衔接产前、产时及产后一体化照护，通过为孕产妇制订个体化的围产期护理计划，保障分娩过程安全，提高自然分娩率，帮助孕妇培养良好的心理，改善分娩体验，保障母婴安全，从而减少医患纠纷的发生。

但在与同行进行学术探讨的过程中，我们发现助产士门诊的服务尚有待进一步规范。虽然助产士门诊对保障妊娠结局有重要意义，但是目前国内助产士门诊尚未形成统一的工作模式和内容，各家医院的评价指标也各有不同。我院的助产士门诊模式，是从建档、孕期检查、健康教育、制定分娩计划、围产期到妊娠结束后追踪均由助产士主导完成，这种连续性的、助产士主导的照护模式可在孕妇中广泛实施并广受欢迎。

本书由我院助产士骨干撰写而成，详细地介绍我院规范的助产士门诊所需的相关内容，可为各家医院新开助产士门诊提供参考，希望并恳请各位同行能在阅读后不吝赐教，对我们的不足予以批评指正，让我们一起携手并进，更好地为广大孕产妇服务。

罗太珍　李映桃

目　录

第一章
妊娠期知识概述

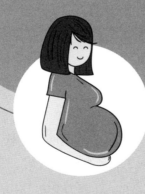

第一节　怀孕后的母体生理变化

妊娠时期，在胎盘产生的激素和神经内分泌的共同影响下，妊娠母体内各系统发生一系列适应性的解剖变化和生理变化，来满足胎儿的生长发育和分娩的需要，并为产后母乳喂养做好准备。熟悉妊娠期母体的解剖生理变化，能够帮助做好孕期保健工作，帮助产妇进行调整，安全顺利地孕育新生命。

一、生殖系统

（一）子宫

1. 子宫体

随着妊娠的进展，子宫体逐渐增大变软。非妊娠期的子宫体大小为8cm×5cm×3cm，妊娠足月时，子宫体的大小可以达到35cm×25cm×22cm。子宫容积可以由非妊娠期的5mL增加至5 000mL，是非妊娠期的500～1 000倍，子宫重量可以由非妊娠期的70g增加至1 100g，增加近20倍。在孕早期，子宫略呈不对称的球形，受精卵着床部位的子宫壁明显突出于球面。妊娠12周后，增大的子宫超出盆腔，在耻骨联合上方可以触及。孕晚期子宫呈不同程度右旋，这与乙状结肠占据在盆腔左侧有关。

一般情况下，从孕早期开始，子宫会出现稀发的、不规则的、不对称的无痛性收缩。孕妇有时候能自我感觉到，但无痛感，这种宫缩称为Braxton Hicks收缩。

2. 子宫峡部

子宫峡部是位于子宫颈与子宫体之间最狭窄的组织结构，非妊娠期长约1cm。怀孕之后逐渐拉长变薄，成为宫腔的一部分，临产之后可伸展至7～10cm，成为软产道的一部分，此时称作子宫下段。

3. 子宫颈

子宫颈的主要成分是含丰富胶原的结缔组织。在不同时期，这些结缔组织重新分布，使妊娠期的子宫颈处于关闭状态，并维持至妊娠足月；临产后，子宫颈逐渐变短、展平、扩张；在产褥期，子宫颈迅速复旧。妊娠期，宫颈管内腺体增生肥大，宫颈黏液增多，形成黏液栓，保护宫腔免受外来感染侵袭。

（二）卵巢

怀孕后，卵巢排卵和新卵泡发育都停止。孕6～7周前卵巢产生大量的雌激素和孕激素来维持妊娠。孕10周后，黄体功能逐渐由胎盘取代，黄体逐渐萎缩。

（三）输卵管

怀孕后，输卵管伸长，但是肌层并不增厚。

（四）阴道

在妊娠期，阴道黏膜变软，充血水肿，呈现紫蓝色。阴道皱襞增多，伸展性增加，分娩时有利于胎儿通过。阴道分泌物增多，呈白色糊状。阴道上皮细胞糖原含量增加，乳酸增多，使阴道的pH值降低，不利于致病菌生长，利于防止感染。

（五）外阴

怀孕后，外阴部充血，皮肤逐渐增厚，大小阴唇色素沉着。大阴唇内结缔组织松软，血管增多，伸展性增加，这有利于分娩时胎儿通过。盆腔和下肢静脉血液回流受阻，部分孕妇可能会出现外阴或者下肢静脉曲张，产后多可自行消失。

（六）乳腺

乳房发育：孕早期，乳房开始增大，充血明显，孕妇自觉乳房发胀。乳头敏感性增强，易勃起，刺激乳头可引起宫缩。乳头和乳晕色素沉着，颜色加深。乳晕外围皮脂腺肥大形成散在的小隆起，称蒙氏结节（Montgomery's tubercles）。

泌乳准备：孕晚期，特别是临近分娩期，挤压乳房可有少量淡黄色稀薄液体溢出，称为初乳，但一般无大量乳汁分泌。

二、循环系统

（一）心脏

孕晚期，增大的子宫使膈肌升高，心脏会向左、向上、向前移位，心电图会出现轴左偏。

（二）心排出量

孕10周开始，心排出量逐渐增加，孕32～34周达到高峰。心排出量较未怀孕时增加30%～50%。心排出量的增加为乳房、子宫、胎盘提供足够血流供应。临产后，在第二产程的心排出量也显著增加。妊娠32～34周及分娩期，有基础心脏病的孕妇易发生心力衰竭。

（三）血容量

孕6～8周，血容量开始增加；孕32～34周，血容量达到高峰。由于血浆量的增加多于红细胞量的增加，血液出现稀释，所以孕妇容易出现生理性贫血。

（四）血压

孕早期和孕中期血压偏低，孕晚期血压轻度升高。孕妇的体位会影响血压。在孕晚期仰卧位时，增大的子宫会压迫下腔静脉，使回心血量减少、心排出量减少而使血压下降，称作仰卧位低血压综合征。

三、血液系统

血液成分的变化

红细胞：孕妇容易出现缺铁性贫血，影响胎儿的生长发育。

白细胞：妊娠期白细胞计数可轻度增加，以中性粒细胞为主，产后1～2周恢复正常水平。

血小板：妊娠期血小板计数的变化目前尚不明确。孕期由于血液稀释，血小板破坏增加或者免疫因素等，可导致血小板数量减少，但功能增强以维持止血。血小板计数多在产后1～2周恢复正常。

凝血因子：妊娠期凝血因子Ⅱ、Ⅴ、Ⅶ、Ⅷ、Ⅸ、Ⅹ和纤维蛋白原增加，血液呈生理性高凝状态。

血浆蛋白：妊娠期生理性血液稀释会导致血浆蛋白浓度下降。

四、泌尿系统

妊娠期肾脏略增大，肾血浆流量（renal plasma flow，RPF）和肾小球滤过率（glomerular filtration rate，GFR）在孕早期均增加，并且在整个妊娠期维持高水平状态。体位可影响RPF和GFR，仰卧位时孕妇尿量增加，所以夜尿量多于日尿量。妊娠期GFR增加，而肾小管对葡萄糖的重吸收能力没有相应增加，所以大约15%的孕妇餐后出现生理性糖尿，应当注意与糖尿病相鉴别。

在妊娠期，增大的子宫使输尿管内压力增高，孕激素使泌尿系统平滑肌张力降低。输尿管尿流缓慢，孕中期肾盂及输尿管轻度扩张，右旋的子宫压迫右侧输尿管，可致肾盂积水。孕妇易出现急性肾盂肾炎，以右侧多见。孕早期子宫压迫膀胱可出现尿频的症状，孕12周后，子宫高于盆腔，症状可缓解。孕晚期，胎头入盆后，膀胱再次受压，膀胱、尿道压力增加，一些孕妇可出现尿频和尿失禁等症状。

五、呼吸系统

在妊娠期，孕妇的肋膈角增宽、肋骨向外扩展，使胸廓的横径、前后径加宽，周径增大，膈肌上升时胸腔纵径缩短，但是胸腔总体积不变，肺活量没有受到影响。在孕中期，孕妇耗氧量增加10%~20%，而肺通气量大约增加40%，出现过度通气现象，这有利于为孕妇及胎儿提供所需的氧气。受激素影响，上呼吸道黏膜轻度充血、水肿，易发生上呼吸道感染。

六、消化系统

在激素影响下，妊娠期胃肠蠕动减弱，贲门括约肌松弛，胃内容物逆流至食管引起胃灼烧感。妊娠期肝功能无明显改变，但是胆囊排空时间延长，胆汁稍黏稠，故妊娠期易诱发胆囊炎和胆石症。受雌激素的影响，孕妇牙龈肥厚，易出现充血、水肿、出血。少数孕妇出现牙龈血管灶性扩张。

七、内分泌系统

（一）垂体

妊娠期尤其在妊娠末期垂体增大明显。

1. 促性腺激素（gonadotropin，Gn）

妊娠期黄体及胎盘分泌的大量雌激素、孕激素使促卵泡激素（folliclestimulating hormone，FSH）及促黄体素（luteinizing hormone，LH）分泌减少，所以妊娠期间卵巢内的卵泡不再发育成熟，也无排卵。

2. 催乳素（prolactin，PRL）

孕7周催乳素分泌开始增多，随孕周逐渐增加，足月分娩前达到高峰，为非孕妇女的10倍。催乳素可促进乳腺的发育，为产后泌乳做准备。

（二）肾上腺皮质

妊娠期促肾上腺皮质激素（adreno corticotrophic hormone，ACTH）分泌增加，但无肾上腺皮质功能亢进。一些孕妇会出现阴毛、腋毛增多增粗。

（三）甲状腺

甲状腺分泌的各种激素均发生生理性改变，孕10～12周前胎儿甲状腺尚不能聚碘。孕20周时在促甲状腺激素（thyroid stimulating hormone，TSH）作用下合成和分泌甲状腺激素，在此之前，胎儿的任何需求均由母体供给。母胎体内的TSH不能通过胎盘交换，各自调节自身甲状腺功能。

（四）甲状旁腺

孕妇在孕早期甲状旁腺激素水平降低，在孕中期、孕晚期甲状旁腺激素出现生理性增高，有利于为胎儿提供钙。

八、皮肤

妊娠期内促黑细胞激素（melanocyte-stimulating hormone，MSH）分泌增多，加上雌激素、孕激素有黑细胞刺激效应，黑色素增加，孕妇乳头、乳晕、外阴等处出现色素沉着。妊娠期糖皮质激素分泌增加，糖皮质激素可以分解弹力纤维蛋白，使弹力纤维变性，增大的子宫使孕妇腹壁张力增加，使皮肤弹力纤维断裂，呈淡红色或紫色不规则的平行或凹陷的条纹，称之为妊娠纹（striae gravidarum），多见于初产妇。经产妇妊娠纹呈银色光亮。

九、新陈代谢

（一）基础代谢率

孕妇的基础代谢率在孕早期稍降低，于孕中期逐渐增高，至孕晚期可增高15%～20%。

（二）体重

孕妇在孕13周前，体重无明显变化。孕13周之后，体重每周约增加350g，妊娠期体重平均增加12.5kg。体重增加主要来自子宫及其内容物、乳房、增加的血容量、组织间液、少量母体脂肪和蛋白质的贮存。

（三）碳水化合物代谢

孕妇的空腹血糖值较非妊娠期略低，餐后会出现高血糖和高胰岛素血症，这有利于胎儿葡萄糖的供给。妊娠期糖代谢特点和变化易导致妊娠期糖尿病的发生。

（四）脂肪代谢

孕妇在妊娠期能量消耗增加，糖原储备减少，肠道对脂肪的吸收能力增强，血脂升高。能量消耗过多时，身体会动用大量脂肪，使酮体增加，易发生酮症。

（五）蛋白质代谢

孕妇对蛋白质的需求明显增加，为胎儿的生长发育、子宫及乳房的增大提供蛋白质，同时也为分娩期的消耗做准备。如果没有足够的蛋白质储备，会使血浆蛋白减少，组织间液增加，孕妇会出现水肿。

（六）矿物质代谢

孕妇需要补充铁剂和钙剂，来满足胎儿的生长发育。足月妊娠胎儿骨骼内储存约30g钙，80%的钙在妊娠最后三个月内积累，所以孕妇在孕中期、孕晚期要加强饮食中钙的摄入。胎儿造血及酶的合成需要铁的参与，妊娠期铁的需求主要在孕晚期，多数孕妇铁的储备不能满足其对铁的需求，因此需要补充适当铁剂，来满足胎儿的生长发育和孕妇的需要。

十、骨骼、关节和韧带

妊娠期骨质通常无明显变化，只有在妊娠次数过多、过密，且不注意补充维生素D和钙时，会引起骨质疏松。一些孕妇自觉腰骶部和四肢疼痛，可能与胎盘分泌的激素使骨盆韧带和椎骨间关节韧带松弛有关。一些孕妇耻骨联合松弛、分离，会出现明显疼痛，活动受限，一般产后会消失。

第二节 胎儿的生长发育

一、胚胎、胎儿发育特征

本节以一个妊娠月（4周）为一个孕龄单位，来描述胚胎及胎儿的生长发育。

（一）孕4周末

可以辨认出胚盘和体蒂。

（二）孕8周末

胚胎已初具人形，头部较大，占整个胎体近一半。能够辨认出耳、鼻、眼、口、手指及脚趾，各个器官正在分化发育，心脏已经形成。

（三）孕12周末

胎儿顶臀长6～7cm，身长约9cm。通过外生殖器可初步辨别性别，胎儿四肢可以活动。

（四）孕16周末

胎儿顶臀长12cm，身长约16cm，体重约110g。通过外生殖器可以确认胎儿性别。胎儿头皮已经长出毛发，开始出现呼吸运动。胎儿皮肤薄且呈深红色，没有皮下脂肪。部分孕妇开始自觉胎动。

（五）孕20周末

胎儿顶臀长16cm，身长约25cm，体重约320g。胎儿皮肤暗红，全身覆盖毳毛，开始出现胎脂，可以见到少许头发。胎儿出现排尿、吞咽功能。从该孕周开始，胎儿体重呈线性增长，运动明显增加。

（六）孕24周末

胎儿顶臀长21cm，身长约30cm，体重约630g。胎儿皮下脂肪开始沉积，因其量不多，皮肤多呈皱缩状，开始出现眉毛和睫毛，这时各器官均已发育。细小支气管和肺泡已经发育，此孕周出生后可有呼吸，但是生存力极差。

（七）孕28周末

胎儿顶臀长25cm，身长约35cm，体重约1 000g。胎儿皮下脂肪不多，皮肤粉红，表面覆盖较多胎脂。瞳孔膜消失，眼睛呈半张开状态。胎儿四肢活动好，有呼吸运动。此孕周出生后可以存活，但是容易患特发性呼吸窘迫综合征。

（八）孕32周末

胎儿顶臀长28cm，身长约40cm，体重约1 700g。此时胎儿皮肤为深红色，但仍呈皱缩状。此孕周胎儿出生后生存能力尚可。

（九）孕36周末

胎儿顶臀长32cm，身长约45cm，体重约2 500g。此时胎儿皮下脂肪较多，面部褶皱消失，身体圆润。胎儿指（趾）甲已达到指（趾）端。此孕周胎儿出生后能吮吸及啼哭，存活率很高，生存能力良好。

（十）孕40周末

胎儿顶臀长36cm，身长约50cm，体重约3 400g。此时胎儿已发育成熟，皮下脂肪多，皮肤呈粉红色。男性胎儿睾丸已经降至阴囊内，女性胎儿大小阴唇发育良好。足底皮肤有纹理。此孕周胎儿出生后哭声响亮，有较强的吮吸能力，能够很好地存活。

二、胎儿生理变化

（一）循环系统

胎儿营养的供给和代谢产物的排出都需要经胎盘传输，由母体完成。在胎儿期，由于肺循环阻力高及胎盘脐带循环的存在，胎儿期的循环系统不同于新生儿期。

胎儿出生之后，胎盘脐带循环中断，新生儿肺开始呼吸，肺循环阻力降低，血液循环系统逐渐发生改变。脐静脉、脐动脉闭锁；动脉导管在出生后2～3个月会完全闭锁，成为动脉韧带；卵圆孔开始关闭，大多在出生后6个月内完全关闭。

（二）血液系统

红细胞生成：受精第3周，卵黄囊开始造血，此后肝脏、骨髓、脾脏逐渐具备造血功能。由于孕32周大量红细胞生成素产生，因此妊娠32周之后出生的新生儿红细胞数增多。

白细胞生成：孕8周之后，胎儿循环系统开始出现粒细胞。孕12周，脾、胸腺产生淋巴细胞，是体内抗体的主要来源。

（三）呼吸系统

在胎儿期，胎盘代替肺功能，母儿间气体交换通过胎盘进行，但是在出生前胎儿呼吸道（包括气管直至肺泡）、呼吸肌和肺循环已经发育完善。新生儿在出生后肺泡扩张，开始具有呼吸功能。如果出生时胎儿胎肺发育不成熟可能会导致呼吸窘迫综合征，影响新生儿的存活能力。糖皮质激素可以促进胎肺成熟。

（四）神经系统

胎儿大脑随孕周增加而逐渐发育长大，在胚胎期脊髓已经长满椎管，之后生长变缓。在孕中期，胎儿的内耳、外耳和中耳已经形成，孕24～26周的胎儿已经能听见一些声音。孕28周的胎儿眼睛开始出现对光反射，不过对色彩及形象的视觉在出生后才逐渐形成。

（五）消化系统

胃肠道：孕16周，胎儿胃肠功能基本建立，胎儿能够通过吞咽羊水来吸收可溶性营养物质。

肝脏：胎儿肝内缺乏多种酶，不能结合游离胆红素。胆红素经小肠氧化形成胆绿素。胆绿素的降解产物使胎粪呈黑绿色。

（六）泌尿系统

孕11～14周，胎儿已具备排尿功能。孕14周胎儿膀胱内有尿液生成，并通过排尿参与羊水的循环。

（七）内分泌系统

孕6周胎儿的甲状腺开始发育，是胎儿最早发育的内分泌腺。孕10～12周胎儿能够合成甲状腺激素，其对胎儿各组织器官的发育均有作用。胎儿的肾上腺发育良好，且肾上腺的85%以上为肾上腺皮质，可以产生大量甾体激素，可以与胎儿肝脏、胎盘及母体完成雌三醇的合成。孕12周胎儿胰腺开始分泌胰岛素。

（八）生殖系统及性腺分化发育

1. 男性胎儿

孕9周睾丸开始分化发育，出生前降到阴囊内，左侧睾丸低于右侧且下降较早。

2. 女性胎儿

孕11～12周卵巢开始分化发育，形成阴道、子宫和输卵管。

第二章

孕早期助产士门诊工作内容

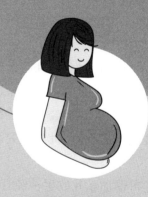

第一节　补充叶酸预防神经管缺陷

一、定义

叶酸（folic acid）也称作维生素B_9，是一种水溶性维生素。

叶酸也叫蝶酰谷氨酸。1941年，研究者在菠菜中发现了这种因子，并命名为叶酸。叶酸富含于新鲜的蔬菜、水果、肉类食品中。

在1990年启动的中美预防神经管缺陷合作项目中，科学家对25万新婚妇女及其妊娠结局进行追踪观察，发现在备孕期间的孕妇每天服用0.4mg叶酸，在神经管缺陷高发区有85%的预防率，在低发区有41%的预防率。此项研究结果被全球50多个国家应用及借鉴。

孕早期叶酸缺乏可增加胎儿发生神经管缺陷（neural tube defect，NTD）的风险，也有文献指出叶酸缺乏会给母亲和孩子带来很大伤害，如习惯性流产、早产、婴儿出生体重过低、胎儿消化不良及生长发育迟缓等。

二、建议

《中国临床合理补充叶酸多学科专家共识》就备孕、孕早期妇女叶酸补充推荐意见如下。

（1）多食用富含叶酸的食物，如绿色蔬菜和新鲜水果，养成健康的生活方式，保持合理体重，从而降低胎儿NTD的发生风险。

（2）无高危因素的妇女，建议从可能妊娠或孕前至少3个月开始每天补充叶酸0.4mg或0.8mg，直至妊娠满3个月。

（3）存在以下情况的妇女，酌情增加补充剂量或延长孕前增补时间。①居住在北方地区，尤其北方农村地区。②新鲜蔬菜和水果食用量小。③血液叶酸水平低。④备孕时间短。

（4）有NTD生育史或夫妻一方患有NTD的妇女建议从可能妊娠或孕前至少1个月开始，每天增补叶酸4mg，直至妊娠满3个月；因国内剂型原因，可每天增补叶酸5mg。

第二节　孕早期的营养膳食

一、预习案例

孕妇张三，27岁，初产妇，孕9周，最近出现恶心、呕吐，食欲变差，同时又非常关注宝宝的营养问题，担心会影响胎儿的生长发育，因此十分焦虑。

思考：

（1）应如何向她介绍孕早期的营养膳食？

（2）孕早期的营养膳食应当注意什么？

二、孕期营养的重要性

孕早期是胎儿生长发育最关键的时期，均衡的营养素摄入尤为重要。研究表明，合理的营养摄入对母胎健康都起着至关重要的作用。由于孕激素（特别是雌激素）的作用，早孕反应是孕妇不可回避的问题，较轻的反应如恶心、呕吐、胃灼热感（烧心）是最常见的。严重的恶心、呕吐会直接影响膳食营养素的摄入，导致脱水和体重减轻，甚至电解质紊乱等问题的出现。营养不良，孕妇发生流产、早产、胎儿畸形、巨大儿及妊娠合并糖尿病、贫血等风险增加，也不利于胎儿娩出后的生长发育。因此，孕妇在孕期摄入由多样化食物组成的营养均衡膳食，对母亲的健康及胎儿的身心发育具有重要意义。

三、营养素比例

早期胚胎各器官形成发育需要的营养素有以下几类。

（一）蛋白质

蛋白质是满足胎儿发育和孕妇健康必不可少的物质。孕早期胎儿生长速度相对缓慢，孕妇所需的能量及营养摄入与非孕期相同，因此孕早期蛋白质无须额外增加，每天保持40～50g的蛋白质摄入即可，可建议孕妇多食鱼、蛋、瘦肉及奶制品类。

（二）脂肪

脂肪占总能量供给的25%～30%，过多摄入易导致肥胖及妊娠并发症风险增加，但膳食脂肪中的卵磷脂及其中的长链多不饱和脂肪酸，对人类生命早期脑、神经系统和视网膜等的发育有重要的作用。因此，适当摄入深海鱼类等水产品、核桃等食物很有必要。

（三）碳水化合物

碳水化合物是机体内提供能量的主要物质，占能量供给的50%～60%，孕早期每天保证至少摄入130g碳水化合物（首选易消化谷类约200g，粗细搭配）。

（四）钙

作为构成人体骨骼和牙齿的主要成分，妊娠期摄入的钙一方面满足自身的需要，另一方面供给胎儿增长骨骼和牙齿。孕早期每天摄入800mg钙，食物来源如奶、虾皮、芝麻酱等。

补钙注意事项：不要空腹服用钙剂，最好在进食的同时服用，或饭后30min服用；钙剂不宜和牛奶同服，否则会造成钙质的浪费；补钙同时应多喝水；胃酸缺乏者，不宜选用碳酸钙，可选用枸橼酸钙或柠檬酸钙等。

（五）铁

孕早期缺铁易造成早产和低体重出生儿，严重贫血可影响胎儿的生长发育及婴儿的智力发育，铁的主要食物来源有肝脏、瘦肉、血豆腐、黑木耳、芝麻酱。

补铁的注意事项：充分的蛋白质有利于铁剂的吸收；食补铁以动物性铁为主；维生素C有利于铁的吸收；不宜和钙剂同服；茶中的鞣酸可干扰铁的吸收；铁剂最好在餐间服用；牛奶可干扰铁的吸收。

（六）锌

孕早期缺锌可干扰中枢神经系统的发育，严重可造成中枢神经系统畸形，孕晚期缺锌也可使神经系统发育异常。食物中牡蛎含锌量很高，牛肉、羊肉、肝脏、蛋、鱼类含锌量也很高。

（七）维生素A

维生素A又叫视黄醇，对胎儿的生长发育、骨骼和胎盘的生长、免疫系统形成及母婴的视力维护均有重要作用。缺乏维生素A，胎儿有畸形（如唇裂、腭裂）的可能，维生素A主要来源于蛋黄、牛奶、动物肝脏。

（八）碘

孕妇缺碘会导致甲状腺功能减退，新陈代谢降低，碘严重缺乏，可影响胎儿身体和智力的发育。除坚持食用碘盐外，还可摄入含碘丰富的海产品，如紫菜、海带等。

四、妊娠期膳食宝塔

平衡膳食宝塔分5层，各层位置和面积不同，在一定程度上反映出各类食物在膳食中的数量、地位和应占的比重。

（一）谷、薯类

主要营养成分是糖类（碳水化合物），含丰富淀粉、B族维生素和植物性蛋白质。孕早期每天摄入250～300g。

（二）蔬菜和水果

含丰富的维生素C、胡萝卜素、多种矿物质、植物化学物质和膳食纤维。孕早期每天摄入蔬菜类300～500g、水果类200～350g，每周补充一次含碘产品。

（三）肉、禽、鱼、蛋、奶和豆类（适量）

含丰富蛋白质、不饱和脂肪酸、铁、钙、B族维生素和脂溶性维生素等。孕早期每天摄入肉、禽、鱼、蛋130～180g，奶和豆类300g。

（四）油、盐

孕早期每天摄入油25～30g，加碘食盐应少于6g。

（五）水

每天1 500～1 700mL。

五、注意事项

（1）饮食尽量选择清淡适口的膳食，避免味道厚重的食品，如辛辣食物、浓茶、酒等。即使有由于地域特点不可回避的饮食习惯，也要选择微辣或刺激性小的食品，尽量降低不适感。

（2）选择容易消化的碳水化合物食物，如淡味的面食、米粥等。

（3）不食或少食油炸、油煎和高脂食品。

（4）少食多餐，两餐之间可适当加水果200g左右，不建议大量吃水果。

（5）少喝或不喝碳酸饮料、含糖分高的饮料。

（6）进餐时细嚼慢咽，有利于食物的消化吸收。

（7）饭后避免平卧位，30min后可进行适当活动，如散步，以避免胃食管反流现象。

（8）呕吐严重的孕妇，要及时去医院就诊，通过输液补充营养。

第三节　孕早期的心理特征及疏导办法

一、预习案例

孕妇张三，27岁，初产妇，孕9周，最近心情烦躁，变得非常敏感，多次和丈夫吵架。她很焦虑，自己到底怎么了？

思考：

（1）张三此时发生了什么变化？

（2）为什么会出现这种变化，该如何缓解？

二、临床表现

在孕早期，由于内分泌激素变化和早孕反应，孕妇不仅身体出现了不适，心理也会产生一些强烈的反应。

（一）感情变化丰富

经常处于矛盾、烦恼、抑郁、恐怖、焦虑和疑虑之中。

（二）心理变得脆弱

原本很自信，遇事有主见，怀孕后却脆弱敏感，易激动、流泪，依赖性增强。

（三）心理紧张

对日后的生活感到茫然，为住房、收入、照料婴儿等问题担心，导致心理紧张。

（四）经常担心

对怀孕虽然高兴，但对自己能否胜任孕育胎儿或胎儿是否正常总是持怀疑态度；对自己曾接触过某些不利因素担心不已，如放射线、电脑、装修、药物、宠物、患者等。

（五）情绪不稳定

常因一些小事责怪丈夫，或容易对别人产生不满情绪。

（六）兴趣发生改变

开始注意观察小孩，如玩耍、游戏或喜欢听儿歌，对自己腹中的小生命依恋感越来越强，母爱在不知不觉中已逐渐产生，并向胎儿输送。

（七）回避性生活

因担心会伤害腹中的小生命，开始对性生活产生畏惧和回避心理，但有些人的性兴奋反而增强了。

（八）逐渐接受妊娠

从心理上适应并接受了怀孕这件事本身，逐渐有了准备为人母的心理感觉及心理准备。

（九）对食物喜好发生心理变化

对某些食物的爱好或厌恶等有明显改变，如以前并不喜欢吃酸性食物，现在却非常喜欢。如果情绪变化大或厌恶怀孕，可能会使孕吐反应加重，并使体重减轻，甚至发生剧烈孕吐或其他反应。

三、应对策略

（一）对于孕妇本人

孕妇本人要尽可能做到凡事豁达，不必斤斤计较；遇到不顺心的事，也不要去钻牛角尖，保持平静的心情，遇事冷静。可以从以下几个方面进行改变。

1. 正确认识怀孕

调整心态，平和面对未来的一切。怀孕是一个女性从幼稚走向成熟的重要标志，它意味着母亲生涯的开始，未来的妈妈们应该感到幸福和自豪。推荐阅读妊娠期书籍、哲学书籍等，也可以选择含有一定哲理的漫画进行阅读。

2. 转移注意力

孕妇应放松自己的情绪，尽量以一种平和宽容的态度对待生活中的一切消极因素。在心情不好时选择自己熟悉、喜爱的事情转移自己的生活重心和注意力，如插花、听音乐、阅读、做妊娠期运动等。

3. 保持乐观的情绪

多聆听优美的音乐，阅读幽默的书刊，呼吸新鲜的空气，欣赏美丽的风景，保持稳定的心理、轻松愉快的情绪。要知道，保持乐观的情绪和良好的心态，是孕妇和胎儿身心健康的前提。

（二）对于家属

1. 及时转移孕妇的不良情绪

丈夫要细心，注意观察孕妇的情绪。如果发现孕妇出现担心、紧张、抑郁等心理变化时，应该学会转移孕妇的不良情绪，引导孕妇做一些高兴的事情，比如浇花、听音乐、看书等，也可以带孕妇外出散心，自然的美感更能增加孕妇对生活和孕育胎儿的信心。丈夫应多肯定孕妇，为孕妇舒缓心理压力。

2. 鼓励寻求支持

丈夫可鼓励孕妇向闺蜜或其他孕妇倾诉，寻求心理支持，倾诉可更好地释放压力并缓解紧张的情绪。如不能缓解应寻求心理医生的帮助。

3. 鼓励孕妇多参加朋友聚会

即便是怀孕了，也不要抛弃自己原来的圈子和爱好，多与朋友聚会、聊天，快乐的氛围易缓解不良的情绪。

4. 改变形象

鼓励孕妇改变形象，如换个漂亮的发型，买件漂亮的衣服。妊娠期也可通过新鲜的事物来增加生活的乐趣，让孕妇感知周围人的关心和支持，增加其信心。

第四节 产前筛查与产前诊断

一、预习案例

张花，36岁，孕1产0，孕20周，此次怀孕为自然受孕，医生建议行系统的产前筛查，患者对产前筛查的目的和意义不了解，担心会不会是医院胡乱检查收费。

思考：如何更好地向患者讲解产前筛查和产前诊断的目的和意义？

二、意义

产前筛查指对胎儿的遗传性疾病进行筛查。产前筛查可减少缺陷儿的出生，提高人口素质。目前通过可行的医疗手段对低危的孕妇进行筛查，判断是否为胎儿患遗传性疾病高风险的可疑人群，并对筛查出的可疑人员做进一步确诊。但是，产前筛查试验不是确诊试验，筛查结果为阳性只意味着具有患病的高风险，并非诊断疾病，结果为阴性提示为低风险时，也并非正常。进行产前筛查的孕妇应是自愿参与的，具有知情选择的权利。目前唐氏综合征和神经管缺陷是孕早期产前筛查最普遍的疾病。

（一）唐氏综合征筛查

1. 筛查方法

根据孕妇的血清检查和超声检查来进行筛查，筛查的时间可在孕早期和孕中期进行。

孕早期的筛查方法有血清检查、超声检查或二者联合进行。进行孕早期唐氏综合征的筛查有很多好处，可为结果阳性的患者提供更长的时间做进一步的确诊和处理。

孕中期的筛查方法通常是同时检测孕妇的甲胎蛋白（AFP）、绒毛膜促性腺激素（hCG）、游离雌三醇（E3），根据三者的结果再结合孕妇的年龄、孕龄、体重等情况，最终计算出患唐氏综合征的风险度。

2. 高危因素

胎儿发生染色体异常风险增高的危险因素有以下几点。

（1）孕妇年龄≥35岁的单胎妊娠。

（2）孕妇年龄≥31岁的双卵双胎妊娠（其中一胎发生唐氏综合征的风险会比单胎的高）。

（3）夫妻中的一方染色体易位。

（4）夫妻中的一方染色体倒置。

（5）夫妻非整倍体异常。

（6）前胎是常染色体三体者。

（7）前胎X染色体三体（47，XXX或47，XXY）者。

（8）前胎是染色体三倍体。

（9）孕早期反复流产者。

（10）产前B超检查发现胎儿存在严重的结构畸形。

（二）神经管缺陷筛查

1. 神经管缺陷（NTD）筛查

应在孕15～20周的时候进行血清学筛查。影响孕妇血清甲胎蛋白（AFP）水平的因素有孕龄、孕妇体重、种族、死胎、多胎、胎儿畸形、胎盘异常等。但是，99%的NTD都可以在孕中期通过超声检查获得诊断。

2. 高危因素

胎儿发生神经管缺陷的高危因素有以下几点。

（1）有神经管缺陷家族史。

（2）妊娠4周内暴露在特定环境下可导致神经管缺陷。

（3）与神经管缺陷有关的遗传综合征和结构的畸形。

（4）1型糖尿病患者。

（5）饮食中缺乏叶酸和维生素。

（6）发育不良和患有严重的先天性心脏畸形等疾病。

建议所有孕妇在妊娠18～24周期间进行一次系统的胎儿超声检查和先天性心脏病的超声筛查，目的是尽早发现严重致死性无脑儿、致死性软骨发育不良等问题。

三、产前诊断

（一）定义

产前诊断亦指宫内诊断或出生前诊断，指可疑出生缺陷在胎儿出生前使用各种先进的手段检测，如影像学、生物化学、细胞遗传学和分子生物学等技术，了解胎儿在宫内的发育情况，为做出诊断的先天性和遗传性疾病进行宫内治疗或选择性流产提供医学依据。

（二）产前检查的目标人群

产前诊断的对象：孕妇存在以下任何一项情形，均需建议行产前诊断检查。

（1）羊水过少或过多。

（2）胎儿发育异常或有可疑的畸形，母亲染色体核型正常。

（3）孕早期接触了可能导致胎儿先天性缺陷的物质。

（4）夫妻双方或一方患有先天性疾病或遗传性疾病，或有遗传家族史。

（5）曾经分娩过患有先天性严重缺陷的胎儿。

（6）年龄在35周岁及以上。

（三）产前诊断的疾病

（1）染色体的异常，包括染色体数目和结构的异常。

（2）伴性遗传病，如红绿色盲、血友病等。

（3）遗传性代谢缺陷病，多为常染色体隐性遗传病。

（4）先天性结构畸形，如无脑儿、先天性心脏病、唇腭裂等。

（四）产前诊断的常用方法

（1）利用超声、X线检查和MRI（磁共振成像）等观察胎儿的结构是否存在畸形。

（2）利用羊水、绒毛和胎儿细胞培养，来检测胎儿的染色体疾病。

（3）利用胎儿DNA分子杂交、原位荧光杂交等技术诊断胎儿的基因疾病。

（4）利用羊水、羊水细胞、绒毛细胞或者胎儿血液等进行检测来最终诊断胎儿神经缺陷、先天性代谢疾病等。

（5）获取胎儿细胞和染色体的方法有胚胎植入前遗传诊断、胎儿组织活检、羊膜腔穿刺术、绒毛穿刺取样、经皮脐血穿刺技术。

妊娠期胎儿超声检查逐渐成为产前诊断的重要手段之一，因其可发现许多严重畸形的结构及各种细微的变化。胎儿MRI检查的主要指征是对超声不确定的检查发现做进一步的评估。

第五节 预防流产

一、预习案例

张花，28岁，孕2产0，孕12周，半年前自然流产一次，本次为自然受孕，当发现自己再次怀孕后担心自己会像上次一样自然流产。

思考： 如何对该患者进行预防流产相关知识的讲解？

二、相关因素

（一）母体因素

劳累过度、抑郁的心情、不良的生活习惯等都可能导致流产的发生。

建议：孕妇在妊娠期间应当拥有良好的生活作息，保持愉悦的心情，早睡早起，以静养为主。在饮食方面应当均衡，少吃油腻、高盐、高糖的食品，每天保持适量的运动。

母体因患有黄体功能不全、甲状腺功能减退症等不利于胎儿生长发育的疾病可能导致流产，因此女方应在妊娠前做好健康检查和优生系列检查。对于黄体功能不全的孕妇，应遵照医生的建议按时按量进行药物治疗。对于甲状腺功能低下并怀孕的患者也应在医生的指导下服用药物，不可擅自停药。妊娠期母体叶酸的缺乏也可引起巨幼红细胞性贫血和胎盘早剥、早产及流产的发生，具体的叶酸增补建议见第二章第一节《补充叶酸预防神经管缺陷》。

（二）环境因素

空气污染、二手烟、酒、家居中的苯类、空气中的铅、电离辐射等都可导致胎儿在发育过程中出现流产。

建议：在妊娠期间应注意身体，劳逸结合，少去或尽量不去人群密集的地方，特别是非禁烟场所。不入住刚装修好的房子，尽量不使用气味重的家具。远离工业化场所，避免接触射线及有毒有害物质。注意减少电脑使用时间。谨慎使用药物，必要时要在医生的指导下使用。

（三）父亲因素

生活和工作的压力及酗酒、吸烟等不良生活方式均会导致精子的质量大大下降，不良的精子也会增加流产的风险。

建议：男方应注意增强体育锻炼，寻找适当缓解压力的方式。备孕期间尽可能禁酒、禁烟，养成良好的生活作息习惯。

（四）遗传因素

患有遗传疾病者应积极寻求医生的帮助，做好相关检查，有选择性地怀孕生育，降低流产的风险。

三、临床表现及处理

一旦出现流血、腹痛等先兆流产症状时，应及时前往医院就诊，接受相关检查，遵医嘱进行治疗，如根据医生建议服用维生素、安胎丸及注射黄体酮等。

第六节　孕早期常见不适症状及其应对措施

一、预习案例

一位怀孕8周的孕妇到助产士门诊求助，自诉怀孕后经常出现恶心、呕吐及厌食，担心会不会导致流产或影响胎儿发育。

思考：作为接诊这位孕妇的助产士，你会怎样对她进行指导？

二、常见不适症状

俗话说"十月怀胎，一朝分娩"，但是大多数孕妇在妊娠期间都会有百般不适，这种种不适的症状大多是可以通过合理的饮食、适当的休息来缓解的。当症状加重时，应及时就诊。

（一）恶心、呕吐

恶心、呕吐是孕妇在孕早期最常出现的症状之一，与体内孕激素浓度升高及HCG的作用有关。应对措施有以下几点。

1. 应避免各种不良气味

孕妇对气味极其敏感，所以避免孕吐最简单的一个方法，是远离所有令孕妇感觉想吐的气味，如油烟味、鱼和肉的腥味、刺激的下水道的气味等。

2. 少量多餐，避免空腹，选择合适的食物

妊娠反应剧烈的时候，建议少量多餐，进食次数、时间、种类可根据孕妇恶心、呕吐的程度及食欲随时调整。有专家研究表明，孕妇在饥饿的时候，由于血糖低，恶心、呕吐的感觉就特别强烈。建议随身携带一些小零食，如原味苏打饼干等，在感觉饥饿之前补充一些，能在一定程度上减轻恶心、呕吐感。建议选择清淡、易消化、富含碳水化合物的食物，如吐司面包、面条、河粉等，尽量避开不易消化的高脂食物。如反应严重、不能正常进食者应及时就医，避免对胎儿早期大脑发育造成不良影响。

3. 保证充足的睡眠

疲劳过度，睡眠不足，易引发孕吐，因此应合理安排休息时间，保证充足睡眠，建议养成午休的习惯。

4. 衣着宽松舒适

宽松的衣着不会束缚孕妇隆起的肚子，从而减轻孕妇腹部的压力。束缚的衣服会让孕妇感觉不舒服，容易引起孕吐。

5. 饭后适当运动

运动能加快食物进入小肠，减少其反流。此外，饭后适当运动可以使孕妇心情愉悦，尽可能调节自己的情绪，保持良好的心情，可减轻早孕反应。

6. 适当补充维生素B

临床上常使用B族维生素来缓解孕吐症状。维生素B_1可以

改善胃肠道功能，缓解早孕呕吐反应。维生素B$_6$具有良好的镇吐效果。美国在2013年已将维生素B$_6$列为治疗孕吐的合法药物。孕妇妊娠呕吐剧烈时，可口服维生素B$_6$片，每天3次，每次10～25mg。

另外，当觉得恶心时躺下来，可有效缓解孕吐。平卧时，胃部受到的下坠感最轻，可减缓垂坠感造成的不适。同时也可使用孕妇枕头保护背部和胃。

（二）腹痛

当孕妇在孕早期出现腹痛时往往会担心是否为先兆流产的征兆，这个时候不必过分担心，因为腹痛也是孕早期在生理上的典型症状。孕早期的腹痛大多数会表现为下腹部轻微的抽痛或者是刺痛，就像来月经的疼痛，这些都是正常的，一般不需要特殊的治疗，但是当下腹部出现撕裂般剧痛并伴随阴道流血时一定要及时到医院就诊。

（三）见红

在孕早期出现见红是大多数孕妇最为恐惧的事情。其实并不是见红就意味着流产，有些是因为孕妇自身体质的原因，当受精卵在着床的时候会有轻微的出血情况，但不会伴随着腹痛。当看到褐色的血时证明已经停止出血了，休息静养就好，但是当出现红色或鲜红色的血液并伴随着下腹部的撕裂般剧痛时一定要及时到医院就诊，这有可能是先兆流产的症状。

（四）尿频

在孕8周左右时由于增大的子宫会压迫膀胱，所以会出现尿频的症状，无须通过减少液体摄入量来缓解症状。孕12周后由于子宫已经超出盆腔，对膀胱的压迫减轻，尿频的症状会逐渐减轻。

（五）便秘

在妊娠期间应养成良好的排便习惯，每天定时排便。每天早起后饮一杯温开水，唤醒一天的肠蠕动。多吃富含纤维素的新鲜蔬菜和水果，不过分摄入肉类，养成每天进行适量运动的习惯。根据妊娠期的不同选择不同的运动方式，如慢走、分娩操、分娩球等运动。必要时，在医生的指导下使用缓泻药物或乳果糖等，慎用开塞露、甘油栓，禁用硫酸类及灌肠，以免引起流产。

（六）乏力、犯困

出现这些症状大多是因为受孕吐和尿频的影响，这个时候可以参考恶心、呕吐和尿频的建议措施，只要处理好恶心、呕吐和尿频，乏力、犯困的症状相对就会减轻。

（七）感冒

大多数孕妇在孕早期都会觉得自己有类似感冒的症状，故备孕期间如果感觉自己感冒了，应谨慎用药。在孕早期感冒也不必过度紧张，多喝水加上适当的运动是可以自然治愈的。如果要服用药物应在医生的指导下正确服用。

（八）外阴瘙痒

有部分孕妇会出现外阴瘙痒的症状，有可能是外阴患有阴道假丝酵母菌病。在处理上，首先要注意个人会阴部的清洁卫生，保持外阴的清洁干燥，不使用碱性物质清洗会阴部，不用过热的水冲洗，不用手去抓和摩擦搔痒处以免引起破损造成感染。如瘙痒伴随疼痛和红肿时，不可滥用止痒药物，应及时就诊，在医生的指导下进行治疗。

第三章
孕中期助产士门诊工作内容

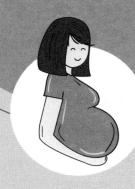

第一节 孕中期胎儿生长发育及营养膳食

一、预习案例

一位孕16周的孕妇到助产士门诊咨询自己宝宝此时期在腹中生长发育的情况，以及这一时期在饮食方面应该注意的问题。

思考：

作为接诊这位孕妇的助产士，你会怎样对她进行指导？

二、胎儿生理变化

16周末时胎儿的身长约16cm，体重约110g。从外生殖器来看可确认胎儿的性别。胎儿开始出现呼吸运动，头发已经长出，皮肤薄且呈深红色，没有皮下脂肪。部分孕妇可以自觉胎动。

孕中期一般可通过测量宫底和腹围，来判断胎儿在宫内的生长发育和孕周是否相符。胎儿在宫内正常的生长发育与妊娠期合理的营养膳食是分不开的。

三、饮食指导

孕中期：孕妇的基础代谢增强，胎儿的生长发育速率加快，孕妇应在孕早期的基础上，适当增加热量及优质蛋白质的摄入，但仍以全面均衡为要点，适当增加鱼、鸡肉、鸡蛋、海产品、牛奶、维生素、钙、铁的摄入。

妊娠期所需的营养高于非妊娠期，妊娠期出现营养不良会导致胎儿的发育异常。妊娠期的食物应当保持一定的热量，富含蛋白质、脂肪、糖类、微量元素和维生素，但是也要注意避免营养过剩。

（一）热量

热量是能量之源。孕中期后至分娩每天都需要在原基础上增加100～300kcal（1kcal≈4.185kJ）的热量，热量主要由摄入的蛋白质、脂肪和碳水化合物产生。

（二）蛋白质

营养学会提出孕妇在孕中期进食蛋白质的量每天应增加15g。蛋白质的主要来源是动物，如畜肉、禽肉、蛋和鱼肉等。

（三）碳水化合物

为机体主要供给热量的食物，孕中期每天增加35g的主食即可。

（四）微量元素

几乎所有的微量元素都可在平时的食物中摄取。

1. 铁

孕妇是缺铁性贫血的高发人群，孕中期开始应增加铁的摄入。可每天增加红肉20~50g，每周吃动物血液或肝脏1~2次，有指征者可额外补充铁剂。

2. 钙

2000年《中国居民膳食营养素参考摄入量》对孕中期妇女钙的摄入量推荐为每天2 000mg，每天可摄入奶制品250~500g，或补充600mg钙。

3. 锌

建议孕妇在孕中期后开始每天从日常饮食中摄入锌20mg。

4. 碘

建议孕妇在整个妊娠期每天摄入碘175μg，可通过食用含碘盐摄入。

（五）维生素

维生素是生命中不可或缺的物质，主要从食物中获取。

1. 维生素A

建议孕妇在妊娠期每天从日常饮食中摄入维生素A 1 000μg。维生素A主要富含在牛奶、动物肝脏中等。

2. 维生素B族

《中国居民膳食营养素参考摄入量》推荐孕中期，特别是叶酸的供给量应增加。建议孕妇每天叶酸的摄入量是0.4~0.8mg。

3. 维生素C

建议孕妇每天从日常饮食中摄入维生素C 80mg。可多吃新鲜的水果、蔬菜。

4. 维生素D

建议孕妇每天从日常饮食中摄入维生素D 10μg。维生素D

主要来源于紫外线光照下体内合成。其中，食品中鱼肝油其维生素D的含量最多，其次是鱼、蛋黄、肝脏等。

第二节 孕中期的心理特征及疏导办法

一、预习案例

小李，28岁，孕2产0，孕20周，自然流产1次，2年前因难免流产引产1次，本次妊娠害怕再次流产，情绪低落，心情焦虑，寝食难安。

思考：如何为该孕妇进行心理疏导？

二、心理特征

随着妊娠的进展，孕中期的早孕反应逐渐减轻或消失，孕妇对自身的变化也逐渐适应，是一个相对稳定的时期。这个时期开始自觉胎动，胎动预示着一个独立生命的形成。孕妇从不适应到适应了正常妊娠的生理过程，感觉良好。大多数孕妇在孕中期的心理状态比较平稳，表现为宽容、友善、富有同情心、主动关心他人、心境良好、对周围的一切都感到那么美好，对未来的生活充满了希望。特别在胎动出现后，增加了妊娠的真实感，注意力更多地从关注自己转移到关注胎儿，关注胎儿的生长发育，自觉主动地学习关于妊娠及分娩的相关知识，享受着妊娠带来的快乐。但少数孕妇可能由于经济问题、家庭对胎儿性别过度关注等因素，情绪变得更加敏感、易怒，甚至在胎动时出现烦躁不安。

在孕早期和孕中期胎动出现之前的这段时间，孕妇对自己与母亲的关系进行了再分析，检查母胎关系中的潜在问题。通过对母胎关系的再衡量与评估。她们开始理解母亲并承认了母亲的价值，体会到做母亲的艰辛与责任，会更加理解母亲，从而消除对母亲的一些片面看法，更加尊重与依恋母亲。并在这段时期，孕妇从被关心者（比如从她的母亲那里）转变为关心给予者（准备成为一个母亲）。

胎动使孕妇感受到生命的存在，使她们意识到自己所孕育的小生命再有一段时间将要与自身分离。孕妇逐渐把发育的胎儿当作一个人来看待，这种感觉使处于孕中期的妇女与其他孕妇或新成为母亲的妇女之间的联系增加了，她们的兴趣和活动更多地集中在胎动情况、将来孩子的喂养问题及为成为一位母亲所需做的准备等方面。

孕中期随着孕妇的妊娠反应基本结束，阴道的润滑度增加，大多数的孕妇在孕中期时性欲增加。相关的焦虑、担心、不安，以前的矛盾想法和抑郁心情减弱，几乎80%的孕妇性欲比孕早期及妊娠前增加。

三、预防指导

（一）有针对性地采取措施，避免不良情绪的产生

建立社会交往，增加与其他母亲接触的机会，尽可能获得更多有关做母亲的知识；从孕16周开始，丈夫可以与孕妇一起

做胎教（音乐胎教、语言和抚摸胎教），听一些胎教音乐和其他轻音乐以调节孕妇的身心。

（二）注重生理保健和心理保健的促进作用

定期进行产前检查，及时了解胎儿生长发育情况，有助于减轻孕妇焦虑紧张的情绪。让孕妇了解分娩的相关知识，以减少其对分娩的恐惧心理。

（三）注意妊娠期营养保健

预防贫血及缺钙，遵医嘱服用医生指定药物。平衡膳食，保证各种营养素的均衡摄入。保证足够的休息和睡眠，适当进行户外运动，可做孕妇体操等（见第三章第一节内容）。

（四）纠正错误认识和负性情绪

给予孕妇正面鼓励，鼓励其学习妊娠期不良心理的自我调节方法。

（五）注重社会支持系统的作用

丈夫、亲属的爱护、理解与支持对孕妇保持良好的心理状态有着极其重要的作用，因此妊娠期健康教育要将丈夫及其他亲属包括在内，以提高其对孕妇支持的能力和技巧。与丈夫的性生活要节制，避免压迫腹部，以不感疲劳为宜，动作应轻柔。有流产、早产史及宫颈内口松弛者等禁止性生活。

（六）对突出心理应激因素重点进行干预和疏导

这些应激因素包括担心妊娠不顺利、害怕难产、害怕手术、为胎儿性别烦恼、担心分娩后遗症、胎儿胎心异常、担心产后母子无人照顾、对本次妊娠无准备和担心经济费用等。孕妇如出现此类情况，应个性化进行干预及指导，严重者可转介心理科。

第三节　孕期检查（母胎健康检查与监护）

孕期检查是孕期保健的重要组成部分，包括孕妇健康检查和胎儿宫内状态的监护两方面。对孕妇进行规范的孕期检查、健康教育与指导、胎儿健康的监护与评估等有着重要的指导意义。规范的孕期检查可以及早防治妊娠并发症或合并症，尽早发现胎儿发育异常，及时评估孕妇及胎儿的安危，确定分娩时机与分娩方式等。

我国《孕前和孕期保健指南（2018年）》指出，目前推荐的孕期检查孕周分别是：孕6～13^{+6}周、孕14～19^{+6}周、孕20～24周、孕25～28周、孕29～32周、孕33～36周、孕37～41周（每周1次），见表3-1。有高危妊娠因素者可酌情增加次数。

表3-1 孕期检查的方案

检查次数	常规保健内容	必查项目	备查项目	健康教育及指导
第1次检查（孕6~13⁺⁶周）	(1) 建立孕期保健手册 (2) 确定孕周、推算预产期 (3) 评估孕期高危因素 (4) 血压、体重与体重指数 (5) 妇科检查 (6) 胎心率（孕12周左右）	血常规 尿常规 血型（ABO和Rh阴性者） 空腹血糖 肝功能和肾功能 乙型肝炎表面抗原 梅毒血清抗体筛查和人类免疫缺陷病毒（HIV）筛查 地中海贫血筛查（广东、广西、海南、湖南、湖北、四川、重庆等地） 孕早期超声检查（确定宫内妊娠）	丙型肝炎病毒（HCV）筛查 抗D滴度（Rh阴性者） 75g口服葡萄糖耐量试验（OGTT）（高危妇女） 甲状腺功能筛查 血清铁蛋白（Hb<105g/L者） 宫颈细胞学检查（孕前12个月未检查者） 宫颈分泌物检测淋球菌和沙眼衣原体 细菌性阴道病的检测 孕早期非整合体母体血清学筛查（孕10~13⁺⁶周） 胎儿颈项透明层厚度（孕11~13⁺⁶周绒毛检查） 心电图	流产的认识和预防 营养和生活方式的指导 避免接触有毒有害物质和宠物，慎用药物 妊娠期疫苗接种 改变不良的生活方式，避免高强度的工作、高噪音环境和家庭暴力 保持心理健康 继续补充叶酸0.4~0.8mg/天至妊娠3个月，有条件者可继续服用含叶酸的复合维生素
第2次检查（孕14~19⁺⁶周）	(1) 分析首次产前检查的结果 (2) 血压、体重 (3) 宫底高度 (4) 胎心率	无	无创产前监测（NIPT）（孕12~22⁺⁶周） 孕中期非整合体母体血清学筛查（孕15~20周） 羊膜腔穿刺检查胎儿染色体（孕16~22周）	孕中期非整合体母体血清学筛查的意义 非贫血孕妇，如血清铁蛋白<30μg/L，应补充元素铁60mg/L，诊断明确的缺铁性贫血孕妇，每天应补充元素铁100~200mg 开始常规每天补充钙剂0.6~1.5g

续表

检查次数	常规保健内容	必查项目	备查项目	健康教育及指导
第3次检查（孕20~24周）	(1) 血压、体重 (2) 宫底高度 (3) 胎心率	胎儿系统超声筛查 血常规 尿常规	阴道超声测量宫颈长度（早产高危）	早产的认识和预防 营养和生活方式的指导 胎儿系统超声筛查的意义
第4次检查（孕25~28周）	(1) 血压、体重 (2) 宫底高度 (3) 胎心率	75g OGTT 血常规 尿常规	抗D滴度（Rh阴性者） 宫颈阴道分泌物胎儿纤维连接蛋白（fN）检测（宫颈长度20~30mm者）	早产的认识和预防 营养和生活方式的指导 妊娠期糖尿病筛查的意义
第5次检查（孕29~32周）	(1) 血压、体重 (2) 宫底高度 (3) 胎心率 (4) 胎位	产科超声检查 血常规 尿常规	无	分娩方式的指导 开始注意胎动 母乳喂养指导 新生儿护理指导
第6次检查（孕33~36周）	(1) 血压、体重 (2) 宫底高度 (3) 胎心率 (4) 胎位	尿常规	B族链球菌（GBS）筛查（孕35~37周） 肝功能、血清胆汁酸检测（孕32~34周，怀疑妊娠期肝内胆汁淤积症的孕妇）	分娩前生活方式的指导 分娩相关知识 新生儿疾病筛查 抑郁症的预防
第7~11次检查（孕37~41周）	(1) 血压、体重 (2) 宫底高度 (3) 胎心率 (4) 胎位	产科超声检查 无应激试验（NST）检查（每周1次）	宫颈检查（Bishop评分）	分娩相关知识 新生儿免疫接种 产褥期指导 胎儿宫内情况的监护 超过41周，引产并住院

产检内容

（一）病史

1. 年龄

年龄＜18岁或≥35岁妊娠为高危因素，≥35岁妊娠者为高龄妊娠。年龄过小者容易发生难产。年龄≥35岁的高龄初产妇，容易并发妊娠期高血压等疾病，分娩期易出现产力异常和产道异常等情况。

2. 职业

如从事接触有毒物质、放射性物质工作的孕妇，母胎不良结局的发生率增加，应检测血常规、肝功能，并进行胎儿系统超声筛查等相关项目，并建议及时更换工作岗位并定期做好产前检查。

3. 推算预产期（expected date of confinement，EDC）

推算方法是按末次月经（last menstrual period，LMP）第1天算起，月份减3或加9，日期加7。有条件者可根据孕早期超声检查的报告来核对预产期，尤其是记不清末次月经日期、尚在哺乳期无月经来潮的受孕者，可采用超声检查来协助核对预产期。若孕妇仅知农历日期，应先换算成公历日期再推算预产期。实际分娩日期可能与预产期相差1～2周。

4. 本次妊娠过程

本次孕早期有无早孕反应、病毒感染及用药史；胎动开始时间与胎动变化情况；有无阴道出血史及心悸、气促、头痛眼花、下肢水肿等症状；饮食、睡眠及二便情况等。

5. 月经史和孕产史

询问初潮年龄及月经周期。初产妇询问孕次及流产史。经产妇询问有无早产、流产、难产、死胎、死产及产后出血史。

6. 既往史

有无高血压、心脏病、糖尿病、血液病、肝肾疾病等，注意其发病时间及治疗情况，有无手术史等。

7. 过敏史

既往有无药物及食物过敏史。

8. 家族史

询问家族中有无结核病、高血压、糖尿病、双胎妊娠及其他与遗传相关的疾病史。

9. 配偶的健康状况

询问配偶是否有遗传性疾病及有无烟酒等不良嗜好。

（二）体格检查

观察孕妇发育、营养、身高及精神状态，身材矮小（＜145cm）者常伴有骨盆狭窄；观察乳房发育情况；注意检查心肺功能有无异常；检查脊柱及下肢有无畸形；测量身高、体重和血压，计算体重指数（body mass index，BMI），$BMI=kg/m^2$［体重/（身高）^{2}］，注意有无水肿或隐性水肿发生。

（三）产科检查

包括腹部检查、骨盆测量、阴道检查等，主要了解胎儿及产道情况，检查时应告知孕妇检查的目的，动作尽量轻柔。

1. 腹部检查

孕妇排空膀胱后仰卧，头部垫枕头，露出腹部，双腿略屈分开，腹肌放松，检查者应站在孕妇的右侧。

（1）视诊：注意腹形和大小。腹部有无妊娠纹、手术瘢痕及水肿等。腹部过大、子宫底过高者，考虑羊水过多、双胎妊娠、巨大胎儿的可能。对腹部过小、子宫底过低者，应考虑胎儿生长受限（fetal growth restriction，FGR）、孕周推算错误等可能。如腹部向前突出（尖腹）、向下悬垂（悬垂腹）者应考虑有无骨盆狭窄的可能。

（2）听诊：孕18～20周起可在孕妇腹部听到胎心，在靠近胎背上方的孕妇腹壁上听得最清楚。臀先露时，胎心在脐右（左）上方；枕先露时，胎心在脐右（左）下方；肩先露时，胎心在靠近脐部下方听得最清楚。

（3）触诊：应注意腹壁肌肉的紧张度，有无腹直肌分离等情况。用软尺测量宫底高度（子宫底到耻骨联合上缘的距离），用四步触诊法检查子宫大小、胎产式、胎先露、胎方位及先露部是否衔接。在做前三步手法时，检查者应面向孕妇，做第四步手法时，检查者应面向孕妇足端。

四步触诊法：①检查者两手置于宫底部。双手指腹交替轻推以判断宫底部的胎儿部分，胎头硬而圆且有浮球感，胎臀软且宽，而且形状不规则。同时估计胎儿大小与孕周数是否相符。②检查者两手分别置于腹部左右两侧，一手固定，另一手轻轻深按检查，两手交替。触及平坦饱满者为胎背，确定胎背是向前、侧方或向后；触及可变形的高低不平的部分是胎儿肢体，有时可感觉到胎儿肢体活动。③检查者右手置于耻骨联合上方，拇指与其余4指分开握住胎先露部，进一步查清是胎头或胎臀，并左右推动以确定是否衔接。如先露部已衔接，则不能被推动。如先露部仍高浮，表示尚未入盆。④检查者两手分别置于胎先露部的两侧，沿骨盆入口方向向下深压，再次核实先露部的诊断是否正确，并确定胎先露部入盆的程度。如难以确定，可以做B超检查及肛门指检协助诊断。

2. 阴道检查

孕早期初诊时，可行双合诊检查。妊娠期有阴道流血及分泌物异常时，可行阴道检查。妊娠最后1个月及临产后，阴道检查可协助评估骨盆及宫颈成熟情况，但应避免不必要的阴道检查。如确实需要，则必须外阴消毒并戴消毒手套，以防感染。

（四）胎儿的评估

胎儿的宫内监护包括以下方面：是否为高危儿、胎儿生长发育的监测、胎儿安危状况的监测。

1. 是否为高危儿

高危儿包括：孕周<37周或≥42周；出生体重<2 500g；出生后1min内Apgar评分为0～3分；高危妊娠产妇的胎儿；产时感染；手术产儿；双胎或多胎儿；新生儿的兄姐有严重新生儿病史或新生儿期内死亡等。

2. 胎儿生长发育的监测

（1）临床监测：绘制妊娠图。将检查结果（包括孕妇体重、宫高、腹围等项目）填入妊娠图。孕妇体重增长的幅度，宫高与相应孕周对照，可大致反映胎儿大小的生长情况。

（2）超声监测：可用于孕早期估计孕龄，也可以获取孕中期、孕晚期的头围、腹围、双顶径、股骨长、小脑横径、羊水量、胎方位等多种数值，可发现胎儿发育畸形，并且可以判定胎盘位置及胎盘成熟度等。可参照相应孕周的正常值标准，当低于两个标准差时可考虑胎儿生长受限；根据以上数据，计算机软件能够自动计算出胎儿体重等。

3. 胎儿宫内安危状况的监测

常用方法有胎动监测、电子胎心监护（electronic fetal monitoring，EFM）、超声测量羊水量、生物物理评分、胎儿脐动脉血流、大脑中动脉及肾动脉血流测定。

（1）胎动计数（fetal movement counting）是孕妇自我监测胎儿宫内状况的简便方法。一般孕20周开始自觉胎动，午后和夜间胎动较为活跃，胎动在胎儿睡眠周期时消失，持续20～40min。一天内早、中、晚各数1h胎动，单次1h胎动计数应>3次；将3h胎动数相加乘以4，12h胎动应>30次。妊娠28周以后<10次/2h或减少50%者，提示有胎儿宫内缺氧的可能。

（2）电子胎心监护作为一种评估胎儿宫内状态的手段，已成为产科不可或缺的辅助检查手段。电子胎心监护可以从妊娠32周开始，但具体开始的频率和时间可根据孕妇具体情况进行个体化应用。高危妊娠孕妇或当间断胎心听诊发现异常时，应持续胎心监护。

无应激试验（non-stress test，NST）分为反应型和无反应型两种。

NST反应型：指监护时间内出现2次或以上的胎心加速（是指胎心基线突然显著增加，开始到波峰时间<30s）。NST反应型反映胎儿宫内状况良好。当妊娠<32周时，加速在

基线水平上≥10次/min，持续时间≥10s。

NST无反应型：是指胎心监护超过40min没有达到足够的胎心加速。NST无反应型最常见的情况是胎儿睡眠周期导致，但也有可能与胎儿神经系统受抑制有关。

当EFM反复出现NST无反应型，考虑胎儿为宫内缺氧状态时，可进一步行宫缩应激试验（CST）来评估胎儿宫内状态。

CST阴性：指无晚期减速或者明显的变异减速。

CST阳性：指50%以上宫缩后出现晚期减速（即便宫缩频率＜3次/10min）。

CST可疑阳性：指间断性出现晚期减速或者明显的变异减速。

（3）羊水量及性状：羊水过少与围产期发病率升高的关系十分密切，与胎儿发育异常（如胎儿生长受限、胎儿畸形等）也密切相关。孕中期羊水过少应注意有无泌尿系畸形，必要时可行染色体检查。羊水量及性状也作为孕晚期慢性缺氧的参考指标。国内羊水过少的标准为最大垂直羊水池（MVP）＜2cm或羊水指数（AFI）＜5cm，羊水偏少的标准为5cm＜AFI＜8cm。足月妊娠羊水胎粪污染者为12%～22%。羊水三度污染是持续胎心监护的指征，如同时伴有胎心监护异常，应考虑是胎儿有无缺氧可能。

（4）胎儿生物物理评分（biophysical profile scores，BPP）：胎儿生物物理评分是超声检查和综合电子胎心监护所示的某些生理活动，用于判断胎儿有无急性或慢性缺氧的一种监护手段。主要观察以下4项指标：胎儿运动、胎儿呼吸运动、胎儿肌张力及羊水量，每项评分满分为2分，8～10分为正常，6分为可疑，4分以下为异常。对于孕周小于36周、怀疑胎盘功能不良或可疑胎儿缺氧时应进行BPP。

（5）彩色多普勒超声胎儿血流监测：彩色多普勒超声检查可以监测胎儿脐动脉和大脑中动脉血流，可以对有高危因素存在的胎儿状况做出客观判断，可以帮助临床选择适宜的终止妊娠时机。脐动脉常用指标为收缩期最大血流速度、舒张末期血流速度比值（S/D）、阻力指数（RI）、搏动指数（PI），这些指数随着妊娠期的增加而下降。当舒张末期脐动脉无血流时提示胎儿将在1周内死亡。

第四节　体　重　管　理

妊娠期体重管理是指通过健康教育、产前监测、营养指导及运动干预等措施来控制妊娠期体质量的增长，以获得良好妊娠结局的方法。

体重是衡量女性营养状况的一大重要因素。不管是体重过低还是超重肥胖都与孕妇产生不好的妊娠结局有关。体重过低的女性，往往缺乏多种重要的营养物质，存在肥胖问题的女性则存在摄入低营养高能量食物的问题。需要特别注意的是女性妊娠前和孕早期的体重指数（BMI），是可以通过合理的饮食管理及增加适量活动来控制的。妊娠前体重指数不同，妊娠期体重增长的合理范围也会不同。

一、意义

（1）孕妇的体重增长会影响母胎的远近期健康，与胎儿的体重也息息相关。体重增长过多过快，会增加难产、产伤、大于胎龄儿和妊娠期糖尿病的风险；体重增长不足或者不增，与胎儿宫内生长受限、早产、低出生体重等不良结局有关。

（2）应警惕妊娠期不恰当的体重增长与相关合并症的发生发展有关。如体重增长过快，应考虑是否存在妊娠合并糖尿病、羊水过多等；体重增长不足，应考虑是否有胎儿宫内生长受限等问题。

（3）指导合理膳食，妊娠期合理的营养摄入对胎儿的正常生长发育、改善母婴结局有重要的意义。

二、妊娠期体重监测与管理相关指导

（1）根据妊娠前体重指数制定妊娠期的体重增长目标（见表3-2）。

表3-2　妊娠期体重增长目标

妊娠前体重指数类别/（kg·m⁻²）	妊娠期体重增长值/kg	每周体重增加/kg
低BMI<18.5	12.50～18.00	0.51
正常BMI 18.5～24.9	11.50～16.00	0.42
高BMI 25～29.9	7.50～11.50	0.28
肥胖BMI≥30	5.00～9.00	0.22
双胎妊娠	18.00	0.65

（2）孕晚期，每周体重增加不应超过500g，超过应检查有无水肿或隐性水肿发生。

（3）若发现产检患者的体重控制不良，应给予膳食指导并追踪结果，严重者及控制不良者可考虑请营养科参与饮食计划的制定。

第五节　高危妊娠的识别

一、定义

对孕妇或胎儿有较高危险性，可能会导致流产、难产或危及母婴生命的妊娠状态，称为高危妊娠。孕妇应定期到医院进行产检，识别高危因素，做到早预防、早发现、早治疗。

二、相关因素

（一）妊娠前相关因素

（1）不良孕产史，如早产史、过期妊娠史、死胎史、难产史、巨大胎儿或低出生体重儿分娩史、胎儿畸形史、手术产史（助产或剖宫产）、多次人工流产史。

（2）年龄＜16岁或≥35岁。

（3）身高140cm以下。

（4）生殖道异常，如骨盆狭窄、产道异常、骨盆骨折病史。

（5）血型，女方是O型，丈夫为其他型；或女方为Rh阴性而丈夫为Rh阳性。

（6）内外科疾病，如高血压、糖尿病、心脏疾病、肾脏疾病、肝脏疾病、贫血、内分泌疾病等。

（7）身体素质，肥胖的女性发生妊娠期并发症风险较高，如妊娠高血压综合征等。有影响骨骼发育的疾病史，如佝偻病、结核病等，营养状态通常较差。

（二）妊娠期相关因素

（1）妊娠期异常情况，如多胎、妊娠期出血、羊水过多或过少、胎盘异常、脐带异常、巨大胎儿或宫内发育迟缓、胎位不正等。

（2）妊娠合并内外科疾病，如心脏病、糖尿病、病毒性肝炎、性传播疾病、血液系统疾病、急性阑尾炎、急性胰腺炎等。

（3）妊娠特发疾病，如妊娠期高血压疾病、妊娠期糖尿病、妊娠期急性脂肪肝、妊娠特发性血小板减少、妊娠期胆汁淤积综合征等。

（4）病毒感染，如巨细胞病毒、疱疹病毒、风疹病毒感染等。

三、预防指导

（一）妊娠前存在的高危因素

针对妊娠前存在的高危因素，计划妊娠前应进行孕前咨询，积极治疗和控制原发疾病，妊娠过程中定期复查，避免不良妊娠结局。

（二）妊娠期发现的高危因素

妊娠期发现的高危因素，应及时转介医生看诊，在产检医生的指导下定期监测相关指标，积极配合治疗，做到早发现、早治疗。

第六节 孕中期常见妊娠并发症及预防

一、妊娠期高血压疾病

（一）定义

妊娠期高血压疾病是妊娠与血压升高并存的一组疾病，发生率为5%～12%，包括：妊娠期高血压，子痫前期-子痫，妊娠合并慢性高血压，慢性高血压伴发子痫前期。

（二）高危因素

妊娠期高血压的病因至今不明，但有以下情况者，该疾病的发生率会增加，应予以重视。

（1）怀孕年龄≥40岁。

（2）有子痫前期病史。

（3）抗磷脂抗体阳性。

（4）妊娠前有高血压、慢性肾炎、糖尿病等。

（5）初次产检时BMI≥35kg/m^2。

（6）高血压家族史。

（7）本次为多胎妊娠。

（8）妊娠间隔≥10年。

（9）孕早期收缩压≥130mmHg或舒张压≥80mmHg。

（三）分类

妊娠高血压疾病有以下分类。

1. 妊娠期高血压

妊娠20周首次发现高血压，收缩压≥140mmHg和（或）舒张压≥90mmHg，产后12周内恢复正常；尿蛋白检测阴性。收缩压≥160mmHg和（或）舒张压≥110mmHg时称为重度妊娠期高血压。

2. 子痫前期、子痫

1）子痫前期

孕20周后，孕妇出现收缩压≥140mmHg和（或）舒张压≥90mmHg，伴有下列任意1项称为子痫前期。①尿蛋白定量≥0.3g/24h，或尿蛋白/肌酐比值≥0.3，或随机尿蛋白≥阳性

（＋）。②无蛋白尿但伴以下任意器官或系统受累，如心、肺、肝、肾等重要器官，或血液系统、消化系统、神经系统等系统及胎盘–胎儿受累。子痫前期也可发生在产后。

子痫前期孕妇出现下述任意一种表现称为重度子痫前期。①血压持续升高不可控制，如收缩压≥160mmHg和（或）舒张压≥110mmHg。②中枢神经系统异常，如持续性头痛、视觉障碍等。③持续性上腹部疼痛及肝包膜下血肿或肝破裂表现。④转氨酶水平异常，如血丙氨酸转氨酶（ALT）或天冬氨酸转氨酶（AST）水平升高。⑤肾功能受损，如尿蛋白定量＞2.0g/24h、少尿（24h尿量＜400mL，或每小时尿量＜17mL）或血肌酐水平＞106μmol/L。⑥低蛋白血症伴腹水、胸腔积液或心包积液。⑦血液系统异常，如血小板计数呈持续性下降并低于100×10^9/L，微血管内溶血，表现有贫血、血乳酸脱氢酶（LDH）水平升高或黄疸。⑧心功能衰竭。⑨肺水肿。⑩胎儿生长受限或羊水过少、胎死宫内、胎盘早剥等。

2）子痫

在子痫前期基础上发生无法用其他原因解释的强直性抽搐，可发生在产前、产时、产后，或无临床子痫前期表现时。

3. 妊娠合并慢性高血压

妊娠合并各种原因的继发性或原发性高血压，如孕前或孕20周前发现收缩压≥140mmHg和（或）舒张压≥90mmHg，妊娠期无明显加重或表现为急性严重高血压；或孕20周后首次发现高血压但持续到产后12周以后。

4. 慢性高血压伴发子痫前期

慢性高血压孕妇在孕20周前无蛋白尿，孕20周后出现尿蛋白定量≥0.3g/24h或随机尿蛋白≥阳性（＋），并排除尿少、尿比重增高等因素；或孕20周前有蛋白尿，孕20周后尿蛋白量明显增加；或出现重度子痫前期的任何1项表现。

（四）预防指导

妊娠期高血压早防早治，避免发生母婴不良结局。

（1）适当锻炼，合理休息，保持健康。

（2）合理饮食，控制体重增长。

（3）补钙：钙摄入量每天＜600mg的孕妇建议补钙，每天口服1.5～2.0g。

（4）定期产检，测量血压，行尿液检查。了解有无高血压的高危因素或隐匿性前兆，及早诊断、处理。

二、妊娠期糖尿病

（一）定义

妊娠合并糖尿病分两种情况，一种是妊娠前就有糖尿病，称为糖尿病合并妊娠，另一种是妊娠后才出现的糖尿病，称为妊娠期糖尿病（GDM）。

（二）高危因素

有以下情况者，妊娠期糖尿病的发生率会增加，应予以重视。

（1）孕妇因素：年龄≥35岁，糖耐量异常史，妊娠前超重或肥胖，多囊卵巢综合征。

（2）糖尿病家族史。

（3）巨大胎儿分娩史，不明原因的死胎、死产、流产史，胎儿畸形史，羊水过多史。

（4）本次妊娠产检发现胎儿大于孕周、羊水过多。

（5）外阴阴道假丝酵母菌反复感染者。

（三）症状与诊断

（1）临床表现：三多症状（多饮、多食、多尿），产检发现羊水过多或巨大胎儿应警惕，但大多数GDM患者无明显的症状。

（2）GDM的诊断：定期产检，早期发现糖尿病。推荐所有孕妇在妊娠24～28周或28周后首次产检，在医生的指导下行75g口服葡萄糖耐量试验（OGTT）检查。OGTT检查前3天正常饮食（每天进食碳水化合物不低于150 g），检查前至少禁食8h，检查期间静坐、禁烟。检查时，先抽完空腹血糖，然后把含75g葡萄糖的糖粉融入300mL的水中，5min内饮用完。从开始饮用葡萄糖算时间，分别抽取喝糖水后1h、2h的静脉血。服糖前、服糖后1h、服糖后2h的血糖分别应低于5.1mmol/L、10.0mmol/L、8.5mmol/L，任何一项达到或超过即为妊娠期糖尿病。

（3）GDM的血糖监测：诊断有妊娠合并糖尿病的孕妇，应使用微量血糖仪行自我血糖监测，并具体记录每餐饮食情况。新诊断为GDM的孕妇、血糖控制不稳定和需要应用胰岛素降糖的孕妇，应每天测量7次血糖，包括三餐前（早、中、晚餐）30min，三餐后2h和夜间睡前的血糖，定期随诊。血糖控制稳定但需要使用胰岛素的孕妇，随诊过程中，应每周至少监测1次轮廓血糖（三餐前、三餐后2h及夜间）。血糖控制稳定且不需要使用胰岛素的孕妇，随诊过程中，应每周至少监测1次全天血糖（早上的空腹血糖及三餐后2h的血糖，共4次）。

（4）血糖控制目标：妊娠期糖尿病的孕妇，餐前应≤5.3mmol/L、餐后2h应≤6.7mmol/L、夜间应不低于3.3mmol/L；妊娠前就有糖尿病的孕妇，餐前、夜间应控制在3.3～5.6mmol/L，餐后2h应控制在5.6～6.7mmol/L。

（5）妊娠合并糖尿病的孕妇，若出现不明原因的恶心、呕吐、乏力等症状，或血糖波动很大、控制不理想时应及时到医院就诊。

（6）妊娠期糖尿病的孕妇应学会自数胎动，注意胎儿宫内情况。

（7）注意合理膳食。合理控制能量、三大营养物质比例及膳食纤维和维生素的摄入。合理分配及安排餐次。

（四）预防指导

（1）计划妊娠前有糖尿病、糖耐量受损、口服血糖异常的患者，应进行孕前咨询，并积极控制血糖。

（2）有妊娠期糖尿病史的妇女，再次计划妊娠前，应在早期做OGTT检查，如血糖正常，妊娠24～28周也要再行OGTT检查。

三、妊娠合并贫血

（一）定义

贫血是妊娠期常见的合并症，其中以缺铁性贫血最常见，其次是巨幼细胞贫血。但是，妊娠期血容量增加，其中血浆增加比红细胞增加相对多，导致血液被稀释，因此易引起生理性贫血。按世界卫生组织的标准，妊娠期外周血红蛋白<110/L及血细胞比容<0.33即为妊娠期贫血。

（二）病因

缺铁性贫血是妊娠期最常见的贫血，大概占妊娠期贫血的95%。引起妊娠期缺铁性贫血的主要原因是妊娠期血容量增加及胎儿生长发育，对铁的需要量增加，到妊娠中晚期，孕妇对铁的吸收不良或摄取不足，从而导致铁缺乏，造成血红蛋白合成不足。

巨幼细胞贫血是由于DNA合成障碍导致红细胞核发育停在幼稚状态，形成巨幼细胞，因巨幼细胞寿命比正常红细胞短而引起的贫血，主要原因是叶酸或维生素B_{12}缺乏。

（三）症状

产检过程中可以通过抽血检查判断是否有贫血，但日常生活中应注意是否有贫血的症状，尽早发现，尽早处理。

（1）贫血轻者没有明显症状，或皮肤、睑结膜和口唇黏膜显苍白。

（2）贫血较重者有乏力、心悸、气短、头晕、皮肤黏膜苍白、腹胀、腹泻、缺乏食欲等症状。缺铁性贫血可有皮肤和毛发干燥、指甲脆薄、口腔炎等症状。巨幼细胞贫血可有手足麻木、针刺、冰冷等感觉异常症状及行走困难。

（四）预防指导

（1）计划妊娠前积极治疗月经过多等失血性疾病。

（2）妊娠期改变不良饮食习惯，进食富含铁元素的食物，如动物内脏、鸡血、豆类等，建议孕中期开始每天增加20~50g红肉，每周吃1~2次动物内脏，以及富含叶酸或维生素B_{12}的食物，如新鲜蔬菜、水果、瓜豆类、肉类等。对于胃肠道功能紊乱和消化不良的孕妇给予对症处理。

（3）补充叶酸，有高危因素的孕妇于妊娠3个月开始每天口服叶酸0.5~1mg，连续服用8~12周。

（4）补充维生素B_{12}，0.1~0.2mg肌内注射，每天1次；2周后改为每周2次，直至血红蛋白值恢复正常。

第七节　妊娠期运动

一、适用人群

经医护人员评估无心血管疾病等内科合并症，无产科并发症及其他运动禁忌证的孕妇。

二、意义

（1）协助体重管理，维持体重的适宜增长。

（2）增加肌肉力量和促进新陈代谢。

（3）促进血液循环和胃肠蠕动，减少便秘。

（4）增强腹肌、腰背肌和盆底肌的能力，促进自然分娩。

（5）锻炼心肺功能，释放压力，促进睡眠。

（6）减轻妊娠期焦虑，有利于保持心情愉悦，降低产前抑郁的发生率。

三、形式

建议有氧运动和抗阻运动相结合。

（一）有氧运动

可改善心肺功能，预防妊娠合并慢性疾病，维持体重的适宜增长。如散步、慢跑、游泳、舞蹈、爬山、划船等。

（二）抗阻运动

可增强肌肉力量，改善整体的健康情况。如举重（哑铃，≤5kg）。

四、运动强度选择

妊娠期以轻、中强度运动为主，避免高强度运动。妊娠前有运动习惯的孕妇，妊娠期的运动强度应低于妊娠前运动强度。

确定妊娠期运动强度的方式常用的有以下几种，可根据实际情况判断适合自己的运动强度。

（一）运动15min后身体状态变化

1. 高强度运动

运动后心跳加速，自觉疲惫无力，如跑步、游泳、爬山等。

2. 中强度运动

运动后心跳加速，但不觉疲惫无力，如疾步走、跳舞、孕妇体操、上肢举重锻炼（≤5kg）和上下楼梯等。

3. 轻强度运动

运动后，心跳不加速且不觉疲惫，如园艺、散步、轻度家务劳动等。

（二）靶心率法

做运动试验，运动中最高心率的70%～80%作为靶心率，即为安全的运动心率。根据年龄计算靶心率，＜20岁为140～155次/min，20～29岁为135～150次/min，30～39岁为130～145次/min，≥40岁为125～140次/min。对于妊娠期糖尿病或超重孕妇的靶心率，20～29岁为110～131次/min，30～39

岁为108～127次/min，40岁及以上稍减少，由于个体心率等情况并不完全相同，故应根据实际情况进行选择。

（三）谈话测试

运动过程中，尽力增加运动量的情况下与他人交谈能保持无困难的状态，此时运动强度已足够。

五、运动时间

孕妇妊娠前有运动习惯的，建议从每周3次，每次约15min的有氧运动开始，逐渐将运动量增加到每周至少4次，每次30min。妊娠前无运动习惯的孕妇可根据自己的实际情况及接受能力，循序渐进，将运动量增加至每周3次，每次25～40min，运动过程中建议每隔15min休息一次。抗阻运动建议每周进行2～3次，每次8～10组动作，每组动作重复8～10次，两次抗阻运动至少间隔1天。

六、注意事项

（1）避免如滑雪、橄榄球、篮球、骑马、体操等容易受到撞击和有跌倒风险的运动。

（2）运动前应保证摄入足够水分，避免在饥饿状态下运动，运动时应备有水及少量可及时补充能量的食物。

（3）选择阴凉通风的环境下运动，穿着宽松的棉质衣物和适当大小的文胸及跑步鞋。

（4）运动过程中若出现以下情况，应立即终止运动，并到医院就诊：如阴道出血、头晕、头痛、胸痛、呼吸困难，腹痛、胎动减少、胎膜早破、四肢无力、小腿疼痛或肿胀等不适。

第八节　预防早产

一、定义

　　早产指妊娠满28周至不足37周间分娩者。早产儿的器官发育不够健全，孕周越小，体重越轻，预后越差。

二、相关因素

　　（1）妊娠前的宣教：避免低龄妊娠（<17岁）或高龄妊娠（>35岁）。

　　（2）建议合理的妊娠间隔为>6个月。

　　（3）禁止服用可能致畸的药物。

　　（4）平衡饮食和营养摄入，合理增加妊娠期体质量。妊娠前BMI<18.5kg/m^2，妊娠期增重范围宜为12.5～18kg；BMI为18.5～24.9kg/m^2，妊娠期增重范围宜为11.5～16kg；BMI为25.0～29.9kg/m^2，妊娠期增重范围宜为7～11.5kg；BMI≥30kg/m^2，妊娠期增重范围宜为5～9 kg。

　　（5）避免吸烟、饮酒等不良生活习惯。

（6）定期进行产前检查，积极治疗生殖道、泌尿道感染，孕晚期要节制性生活。

（7）高危妊娠，如合并高血压、糖尿病、甲状腺功能亢进、系统性红斑狼疮等，应积极控制原发病及预防并发症的发生。

（8）明确有宫颈功能不全，在孕14～18周入院治疗，行宫颈环扎术。

（9）有早产风险，孕20周后，宫缩异常频繁，可在医生的指导下使用宫缩抑制剂。

三、临床表现

主要表现为子宫收缩，起初为不规则，常伴少许阴道流血或血性分泌物，逐渐发展为规律宫缩，且伴有宫颈进行性的改变，部分可表现为胎膜早破。

四、预防指导

针对有相关因素的产妇重点进行宣教，定期产前检查。尽早发现早产高危因素并进行评估及处理，若出现以上症状，应及时到医院就诊。

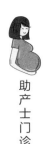

助产士门诊手册

第九节 胎动计数

一、定义

胎儿在子宫内冲击子宫壁的活动称为胎动（fetal movement，FM）。孕妇在孕18～20周开始感觉有胎动。随怀孕周数增大，胎动越多，到孕晚期胎动可逐渐减少。

二、意义

胎动监测是孕妇自我评估宫内安全最简单经济并且有效的方法。胎动异常提示胎儿宫内缺氧可能，有利于及时处理。

三、方法

目前理想的胎动计数方法仍无定论。每天早、中、晚相对固定时间内计数1h内的胎动次数，正常胎动为3～5次/h。将3次胎动数相加乘以4计算出12h的总胎动计数。12h胎动应大于30次，若胎动过频或过少（减少50%），提示胎儿存在宫内缺氧可能，应及时就医。

第四章
孕晚期助产士门诊工作内容

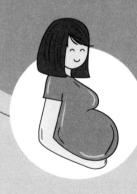

第一节　孕晚期胎儿生长发育及营养膳食

　　孕晚期是对营养要求最为敏感的时期，孕妇每天食物的补充除维持自身机体代谢和消耗所需要的营养外，还要满足胎儿生长发育所需营养。孕妇营养储备充足也是产后母乳分泌充足的基础，是纯母乳喂养的前提条件。近年来，随着人们生活水平提高，我国人民的膳食结构和生活方式发生了巨大的变化，孕妇的整体营养状况已经得到了根本的改善，单纯由于经济原因导致的孕妇营养不良已明显减少，但由于营养不均衡引发的孕妇的并发症却逐渐增多。孕晚期的营养不仅影响妊娠、分娩及哺乳期妇女身体的健康，还关系到胎儿及婴儿的生长发育。

一、营养分类及比例

　　合理的营养需要通过均衡的膳食获取，合理的膳食结构应该是以碳水化合物为主，同时摄入适量的蛋白质、脂肪。营养学会推荐三大功能物质合适比例应为碳水化合物占60%～70%，脂肪占25%～30%，蛋白质占10%～15%，但是实际上许多人无法做到。部分人孕前就有偏食习惯，妊娠后由于早孕反应导致食欲发生改变，偏食加重。主食进食少或无，导致三大功能物质摄入比例失衡，从而导致妊娠期膳食摄入不足及营养失衡。孕妇营养不良，尤其是蛋白质和热量摄入不足是胎儿生长受限的重要因素，几乎占50%～60%。

（一）矿物质

1. 钙

钙是构成骨骼和牙齿的重要成分，并可调节神经肌肉的兴奋性，又是体内许多酶的激活剂。我国营养学会推荐孕晚期孕妇膳食钙的摄入量为每天1 200mg。但妊娠期摄入钙并非越多越好，补钙原则是缺多少补多少，以食补为主。

2. 铁

铁是构成血红蛋白的主要原料，血红蛋白参与体内氧的运输和利用。我国营养学会推荐孕晚期孕妇铁的摄入量为每天35mg。随着人们生活水平的提高，缺铁性贫血的患病率明显下降，但仍有相当比例的隐性铁缺乏。

3. 锌

锌在体内的含量很少，但人体的一切器官均含锌，锌还参与细胞内核酸的合成，又是体内许多酶的构成成分。孕妇膳食锌的摄入推荐量为每天16.5mg。

4. 碘

妇女在妊娠期及哺乳期，碘的生理需要量比正常人增加1/3～1倍，主要供孕妇自身甲状腺素的合成及胎儿碘的需要。甲状腺素对胎儿脑细胞的发育和增生起着决定性的作用，可预防因缺碘造成的智力落后。妊娠期合理补碘及进行动态碘的监测对预防出生缺陷很有必要。

（二）维生素

1. 维生素A

维生素A可帮助维持视力正常和上皮组织健康，具有促进机体发育和提高机体免疫的功能。但不可摄入过量，否则有导致胎儿发生先天畸形的危险。

2. 维生素B

B族维生素均为重要的辅酶，可参与机体的蛋白质、核酸的代谢。妊娠期妇女所需的维生素B较孕前增加60%，且每天一次性补充比分次补充效果更好。孕晚期建议维生素B_1、维生素B_2的适宜摄入量分别为每天1.5mg及每天1.7mg；维生素B_6及维生素B_{12}的推荐摄入量分别为每天1.9mg及每天2.6mg。

3. 维生素C

妊娠期妇女维生素C的摄入量应比孕前增加30%左右。尤其有牙龈出血症状的孕妇，应给予膳食指导及适当的药物来补充维生素C，营养学会建议孕妇每天额外补充维生素C不超过100mg。

（三）叶酸

孕早期叶酸缺乏会影响胎儿组织生长分化，导致神经管缺陷。孕中期、孕晚期孕妇对叶酸的需求急剧上升，容易造成膳食摄入不足，出现叶酸缺乏而影响胎儿生长发育。《中国临床合理补充叶酸多学科专家共识》推荐孕晚期叶酸增补剂量为每天0.4mg。

二、意义

胎儿的生长发育主要依靠母体，母体的营养状况对胎儿的生长发育具有重要的影响作用。

（一）孕妇孕晚期膳食营养成分与新生儿体重的关系

随着生活水平的提高，人们的膳食有了较大的改善，孕妇尤其注重妊娠期营养。但由于膳食平衡的观念尚未建立，孕妇缺乏对各食物营养成分含量的了解，对膳食结构的合理安排也欠缺，认为多进食高蛋白、高脂类食物即为有营养，造成进食的盲目性与偏向性，导致脂肪蛋白摄入过高，微量元素及维生素等摄入过少。

1. 微量元素硒与新生儿体重的相关性

世界卫生组织和国际营养组织确认，硒为人和动物体内必需的微量元素。硒参与体内脂类的代谢，并消除体内脂质过氧化物，妊娠时脂类代谢增强，硒的消耗增多。

2. 脯氨酸与新生儿体重的相关性

脯氨酸是一种脂肪族氨基酸，是胶原的重要组成成分，在猪皮类的食物中很常见，是羟脯氨酸的前体。尿羟脯氨酸是动物体内胶原蛋白的代谢产物。研究表明，尿羟脯氨酸可判定儿童营养状况及生长速度。孕产妇血液中脯氨酸含量与新生儿体重呈正相关，含量越高孕产妇营养越好，同时新生儿体重也相应增加。

（二）营养缺乏对胎儿的影响

偏食、饮食结构不合理会导致营养摄入不足，也常出现因微量元素及维生素缺乏而导致的不良妊娠结果，如胎儿生长受限、低体重儿、早产等。尽管人类流行病学研究的证据还不能确定，但动物实验研究证明，必需脂肪酸的缺乏可能导致胎儿生长发育迟缓及视觉功能障碍。

（三）营养过剩对胎儿的影响

孕晚期是胎儿在宫内快速生长发育的阶段，孕妇摄入过多的营养素（尤其是碳水化合物与脂肪）与巨大胎儿的发生密切相关。目前国内巨大胎儿的发生率呈上升趋势。孕晚期体重增长越多，巨大胎儿发生率越高。巨大胎儿可导致难产的发生，同时增加新生儿窒息、臂丛神经损伤、锁骨骨折等并发症的发生率，继而导致剖宫产率的升高。有研究显示大于胎龄儿与成年人2型糖尿病发生率增高有关。

三、预防指导

（一）营养健康教育

营养健康教育的目的是针对孕妇在孕早、中、晚期的特点进行平衡膳食的指导，使之形成正确的营养需求认知和健康的膳食行为，从而达到整个妊娠期的营养平衡。可在医院和社区举办孕妇学校，讲授妊娠期对各种营养物质的需求及食物来源，制定营养食谱，以及通过编印营养小册子等方式对孕妇进行营养健康宣教。同时，借鉴国外妊娠期营养管理的经验，采取如指导孕妇记录膳食日记，以及入户家庭随访或电话随访等多种管理方式，帮助孕妇保持膳食平衡。

（二）营养素的补充

针对妊娠期不同营养素的缺乏，进行相应营养素的补充，如进行饮食指导及科学合理地补充微量元素和维生素。妊娠期妇女营养状况的优劣将会影响到胎儿长远的健康和国家未来人口质量的提高。因此，妊娠期营养指导是围产期保健中不可缺少的环节，均衡的妊娠期营养对降低不良妊娠结局非常重要，是孕妇健康和胎儿正常发育的关键，是降低围产期并发症的重要措施。鼓励妇幼保健工作人员通过医学继续教育等方式获得营养咨询和指导的资格，同时吸纳营养师参与到孕妇营养的管理工作中。将个性化的膳食指导和营养素的补充作为妊娠期保健的常规工作，帮助孕妇保持妊娠期膳食平衡，改善营养缺乏状态。

第二节　孕晚期的心理特征及疏导方法

　　如今人们对妊娠期心理保健越来越关注，已成为妊娠分娩过程中的一项重要内容。妊娠期良好的心理状态对母亲的健康、胎儿的正常生长发育及促进自然分娩起到了重要作用。妊娠后的种种生理变化或疾病，都会对女性的心理活动产生重大的影响。尤其是孕晚期，孕妇的心理需求越来越多，一旦得不到解决，很容易产生负面情绪。

　　进入孕晚期以后，孕妇子宫已经极度胀大，各器官、系统的负担也接近高峰，孕妇心理上的压力也随之增加。由于体形变化、运动不便、分娩期临近等原因，孕妇心理上发生了变化，部分孕妇会产生一种既兴奋又紧张的矛盾心理，从而导致情绪不稳定、精神压抑等心理问题，甚至因此自感全身无力，即使一切情况正常，也不愿活动。临近产期，孕妇对分娩的恐惧、焦虑或不安会加重，对分娩"谈虎色变"。有些孕妇不知道如何应付临产时的问题，如对临产后能否及时赶到医院等问题过于担心，因而稍有"风吹草动"就赶往医院，甚至在尚未临产、无任何异常的情况下，要求提前入院以获得安全感。孕晚期的心理压力主要来自：腹中胎儿日渐增大，出现胎动力度加强次数减少、白带增多、消化不良等问题；担心出现妊娠并发症；体型变化；工作；家庭因素；担心分娩是否安全，担心分娩疼痛，存在分娩恐惧；担心胎儿健康；经济压力等等。因此，面对每位孕妇，我们需做好个性化分析，提出针对性解决方案，帮助孕妇顺利度过妊娠期，保证母婴安全。

建议

（一）宣教分娩知识

克服分娩恐惧，最好的办法是让孕妇自己了解分娩的全过程及可能出现的情况，分娩前对孕妇进行分娩知识宣教和技能训练，在门诊健康宣教中设置有针对性的课程内容，对孕妇及其丈夫进行教育，专门讲解有关的分娩知识，以及孕妇在分娩时的配合，让孕妇及家属随时了解本人和胎儿的情况。这对有效地减轻心理压力、解除思想负担、及时发现并诊治各类异常心理情况等有很大的帮助。

（二）指导孕妇及家属做好分娩准备

分娩的准备包括孕晚期的健康检查，心理上的准备和物品上的准备等。让孕妇感受到家属及医生对自己分娩的支持，并做好准备，即使发生意外情况也可应付。有条件的医院，可创造机会让孕妇提前观摩分娩过程，可大大减轻孕妇的分娩恐惧感。

（三）指导孕妇及家属识别入院指征

让孕妇及家属充分认识到无异常情况时，不宜提早入院，提早入院等待时间太长易加重孕妇的心理负担，因此应及时做好入院指征宣教。

（四）增强孕妇自信心

丈夫可多称赞鼓励孕妇，采取积极的行动帮妻子寻找自信。有效的一条是真诚的赞美，陪伴妻子外出，一起挑选为孕妇设计的衣服及婴儿用品，让孕妇体会到丈夫对她的爱与支持。也可陪伴孕妇完成平时喜欢做的事情，如做手工、烘焙、插花等；亦可选择让孕妇和自己的好朋友或有分娩经历的妈妈们一起聚餐交流等。

（五）提供足够的家庭支持

家属应创造良好的家庭氛围，鼓励孕妇多与家属沟通，给予孕妇更多的理解与支持。孕妇心理压力较大无法排解时应寻求专业的心理健康咨询，这不仅是对孕妇自身的关心，也是对胎儿、家庭负责。

第三节 孕晚期运动

一、意义

孕晚期，距离分娩更近了，适量的运动对促进分娩有帮助，尤其是想顺产的孕妇，更应保持适量运动。

运动促进新陈代谢加快，血液里的含氧量更充足，可为胎儿提供充足的氧气，对胎儿的身体发育和大脑发育都有帮助；运动时微微震荡的感觉，对促进胎儿感觉系统的发育有益；适量运动有助于促进胎儿入盆；有助于锻炼肌肉、增强耐力，促进孕妇身心放松，提高睡眠质量；保持适量运动在分娩时有助于加快产程，促进自然分娩。

二、相关指导

（一）散步

最适合孕妇的运动就是散步。孕妇可在早餐或晚餐后1h进行散步，每次30min左右，以自己的体力耐受为限，量力而行。散步时应穿平底鞋，减轻身体对腿部和脚的压力。注意选择适宜的环境，如公园或者小区楼下等，应避免在人流穿行的马路边上。

（二）瑜伽

孕妇在妊娠期间会因身体的不断变化而处于精神紧张的状态，尤其是背部要承受越来越多的压力。练习瑜伽可以平衡不断增大的腹部并保持良好的体态。瑜伽伸展等动作有助于分娩前打开骨盆，并通过对盆底的调整可以更好地控制分娩，减少分娩并发症的发生，同时加快产后恢复。

（三）分娩球操

分娩球操是使用具有弹性的球协助孕妇持续活动身体，以促进产程进展和减轻阵痛。孕妇使用分娩球时应注意采取舒适的姿态，活动全身肌肉，助产人员应做好安全防护措施。

（四）孕妇操

孕妇操对于孕妇来说是保健运动，能够减轻由于体重增加和重心变化引起的腰腿疼痛，可松弛腰部和骨盆的肌肉，为将来分娩时胎儿顺利通过产道做好准备。此外，还可增强分娩时应对分娩阵痛的信心。做操时注意动作要轻而柔和，以不感到疲劳为宜，并且每天坚持。

（五）锻炼手部力量

手部力量的锻炼，可为孕妇顺产时增加手部力量。可选择使用哑铃，但重量的选择应适当，根据自己的身体承受力选择，建议不超过5kg，感觉需稍微用力但又不费力为宜，每次锻炼10min，每天坚持2次。

（六）适当做家务

妊娠期间，孕妇不宜参与重体力家务，但是可适当做一些力所能及的家务，如扫地、拖地等。有助于增加血液循环，促进新陈代谢，有利于母胎的健康。

三、注意事项

1. 孕晚期睡姿

孕晚期睡姿以左侧卧位为宜。腿部浮肿的孕妇，可在小腿下面放置枕头，将腿垫高，以促进小腿的血液循环，减轻浮肿及疲劳感。妊娠期应避免俯卧或仰卧睡姿，以免压迫腹部或造成仰卧位低血压。

2. 假宫缩

孕晚期，孕妇夜间休息时，会出现下腹阵痛，通常仅持续数秒钟，间歇时间长达数小时，不伴下坠感，白天症状即可缓解，这种现象称为"假宫缩"，这时不必着急去医院，可继续在家观察。如出现下腹持续剧痛，可能是临产或出现先兆子宫破裂、胎盘早剥等急症，应及时到医院就诊，切不可拖延。

第四节 孕晚期常见不适症状的早期识别及处理

一、腹痛、阴道流血

孕晚期腹痛的病因复杂，主要与妊娠相关疾病有关，如早产或临产，许多内外科合并症也可导致腹痛，需要根据产妇症状做好鉴别。

（一）生理性腹痛

（1）生理性子宫收缩，即Braxton-Hicks征。

（2）增大的子宫牵拉子宫圆韧带引起的疼痛，因孕期子宫右旋，腹痛常位于左侧，查体发现疼痛沿圆韧带走向，并有压痛感。

（3）临产开始的标志之一为规律且逐渐增强的子宫收缩，可伴随少量阴道流血。子宫收缩伴随着母体疼痛，分娩疼痛源于子宫收缩导致的肌壁间血管钳闭，子宫缺血和胎儿全身缺氧而生成大量低氧代谢产物。因此，分娩疼痛是一种阵发性的、渐进增强的、钝性的、急性生理性的内脏疼痛。

（二）病理性腹痛

1. 胎盘早剥

孕20周后或分娩期，正常位置的胎盘在胎儿娩出前，部分或全部从子宫壁剥离，称为胎盘早剥（placental abruption）。轻度胎盘早剥有少量阴道流血，轻微腹痛。重度胎盘早剥则起病急，子宫坚硬如板状，收缩无间歇，腹肌紧张，腹痛明显，胎位不清，破膜后可见血性羊水，可有休克、凝血功能障碍等表现。胎盘早剥严重危及母儿生命，母儿预后取决于处理是否及时和恰当。

处理原则：早期识别、积极处理休克、及时终止妊娠、控制弥散性血管内凝血（DIC）、减少并发症。

2. 前置胎盘

孕28周后胎盘附着于子宫下段，下缘达到或覆盖宫颈内口处，低于胎儿先露部，称为前置胎盘（placentaprevia），不足28周称为胎盘前置状态，是妊娠中、晚期阴道出血的主要原因。临床表现为无诱因、无痛性的反复阴道流血，出血量、出血时间及反复发作次数与前置胎盘的类型有关。边缘性前置胎盘初次出血多发生在妊娠晚期或临产后，量较少；完全性前置胎盘初次出血多发生在孕28周左右，次数频繁，量较多。

处理原则：抑制宫缩、止血、纠正贫血和预防感染，根据阴道流血量、孕周、胎儿是否存活及前置胎盘类型等决定终止妊娠的时机。

3. 妊娠合并急性胰腺炎

孕晚期多见，病死率高达5%～37%。主要症状表现为：突发性上腹部持续性疼痛，阵发性加剧，可放射至腰背肩部，伴恶心呕吐、发热、腹胀等，严重时有意识障碍甚至休克。轻型患者仅为腹部轻压痛，重症者上腹部可有明显压痛、反跳痛及肌紧张。

处理原则：水肿性胰腺炎采取非手术治疗，多数病例可以有效治愈。急性出血坏死性胰腺炎主张急诊手术，争取在发病48～72h内手术。治疗过程中应积极保胎并密切监测胎儿宫内情况。

4. 妊娠合并急性阑尾炎

阑尾炎是妊娠期常见的外科合并症，但妊娠本身并不诱发阑尾炎。由于妊娠期子宫增大，阑尾位置发生改变，使得妊娠晚期阑尾炎症状和体征不典型，早期诊断困难，容易延误诊疗时机。加之妊娠期阑尾充血，大网膜上移，使炎症不易局限，因此病情发展较快。孕中期、孕晚期临床表现不典型，常无明显的转移性右下腹痛，疼痛常为持续性钝痛或胀痛，当阑尾化脓或坏死时为剧痛。约80%的孕妇压痛点在右下腹，位置常偏高。

处理原则：妊娠期阑尾炎一般不主张保守治疗，一旦确诊，应在积极抗感染治疗的同时，立即手术治疗，尤其是孕中期、孕晚期。术后应注意继续抗感染和保胎处理。

5. 妊娠期合并急性脂肪肝

孕晚期急性脂肪肝的发病率极低，但一旦发生，孕妇死亡率达80%。早期会出现全身乏力、恶心呕吐或者上腹部不适等症状，易被认为是孕期常见不适症状而延误就诊。起病一周后，可出现巩膜或者全身皮肤黄染。一旦发展到此阶段，母婴健康状况都会受到威胁，随时会发生胎死宫内的情况。即便终止妊娠，孕妇也会出现血液不凝的现象。因此，孕晚期若出现全身乏力、食欲不好、恶心呕吐，尤其上腹不适，或上腹痛的情况，应及时前往医院诊治。

6. 子宫破裂

多发生在孕晚期，常由下列原因引起：瘢痕子宫、梗阻性难产、子宫收缩药物使用不当、产科手术损伤等。子宫破裂的发生通常是渐进性的，多数由先兆子宫破裂进展而来。发生先兆子宫破裂时，子宫呈强直性或痉挛性收缩，腹壁上可见病理性缩复环，并出现排尿困难和血尿等。继而产妇突感下腹剧烈疼痛，烦躁不安，伴少量阴道流血，随即可出现休克及失血症状，胎动消失。不完全性子宫破裂，局部压痛明显，体征可不明显；完全性子宫破裂，则全腹压痛、反跳痛、腹壁可清楚扪及胎体，胎心、胎动消失。

处理原则：先兆子宫破裂时，应立即抑制子宫收缩，行紧急剖宫产术。发生子宫破裂时，在输液、输血、吸氧和抢救休克的同时，尽快手术治疗。

7. 阴道、宫颈病变

宫颈息肉、宫颈癌及阴道癌等疾病通常伴有阴道出血症状，窥阴器检查可明确出血部位。若怀疑宫颈肿瘤，且无1年内宫颈细胞学结果，则建议行宫颈细胞学检查或病变部位活组织病理检查以明确诊断，彩超检查可排除胎盘因素引起的阴道流血。

二、水肿、肿胀

（一）生理性水肿、肿胀

孕晚期可能出现生理性水肿，其原因在于孕晚期孕妇血容量和毛细血管通透性增加，增大的子宫压迫下腔静脉，使回心血量减少，下肢静脉回流受阻。多表现为脚踝及小腿水肿，正常不超过踝关节。卧床休息后好转，避免长时间站立及蹲坐，睡眠时可适当垫高下肢，采取左侧卧位，无须特别处理。任何时候，只要有条件就抬高双脚，可预防踝关节肿胀及静脉曲张，还可转动踝关节和脚部，增加血液循环。两手高举至头部，先弯曲再伸直每个手指，有助于减轻手指的肿胀。如果肿胀特别明显，腿部水肿超过膝盖，需及时就医。注意低盐饮食，可减少水肿的发生。

（二）病理性水肿、肿胀

1. 妊娠期高血压疾病

孕20周以后出现血压升高、水肿，严重时有头痛、眼花、恶心、呕吐等不适症状。水肿多发生在脚踝、小腿，可延伸至大腿，甚至阴部、腹部及颜面部，卧床休息后不能缓解。

治疗原则：休息、镇静、解痉，有指征者降压、利尿、密切监测母胎情况，适时终止妊娠。应根据病情变化，进行个体化治疗。

2. 肾脏疾病

妊娠期间导致肾源性水肿的常见原因有急性肾小球肾炎、慢性肾小球肾炎和肾病综合征。肾源性水肿其特点为晨起时水肿明显，多位于眼睑、颜面部及下肢，严重时出现胸腔积液、腹水。治疗以休息及对症治疗为主。肾病综合征水肿其特点为晨起眼睑水肿，临床特点为有大量尿蛋白（24h尿蛋白定量在3.5～10.0g以上）、低蛋白血症、血脂升高，伴肾功能异常。同时可能并发感染、血栓、急性肾衰竭等。应注意卧床休息和对症治疗，必要时给予激素治疗，防治并发症。

3. 深静脉栓塞

孕晚期孕妇血液处于高凝状态，增大的子宫压迫深部静脉，使血液回流受阻，血液循环变得缓慢。因此，易导致血液淤积在深部静脉血管中，凝结并形成血块，造成栓塞。小腿发生静脉栓塞时，可在小腿皮肤见到较多血红的肿胀血管，产妇自感小腿发胀，弯曲时可引起疼痛。大腿形成血栓时，下肢皮肤变得肿胀、发硬、发白，会造成疼痛和行走困难。栓塞发生在盆腔静脉时，产妇会出现腹痛、高烧等症状，伴有下肢压痛、皮肤发红和水肿等不适。如血块随血液流动到肺部，会引起深静脉栓塞。深静脉栓塞是围产期一种严重并发症。深静脉中的栓子小，易脱落游走。当栓子阻塞肺动脉时，会发生肺栓塞，导致产妇猝死。

因此，孕晚期应避免久站久坐、盘腿而坐及长距离步行。如不得不久站或久坐，应注意经常变换体位，把身体的重心轮流地放在两条腿上，每半小时站立走动一下，使脚部得到活动。条件允许可抬高双腿，促使下肢静脉血液回流至心脏，减轻静脉曲张。

应重视孕期生活细节以帮助促进静脉血液回流，如穿宽松内衣，避免内裤过紧勒住腹部，否则会影响静脉血液回流。静脉曲张形成初始，可在晨起静脉曲张和下肢水肿较轻时，进行脚趾头活动运动，穿高弹力袜，或由下而上将小腿缠上弹力绷带，待晚上临睡前取下。当下肢出现静脉瘤时，行动要小心，避免磕碰静脉瘤，避免使用过冷或过热的水洗澡，使用与体温相同的水最为适宜。为减轻静脉压力，要防止或及时纠正便秘，蹲厕时间不宜太长，有咳嗽或气喘时应积极治疗。睡眠时可用枕头将脚略垫高，以促进下肢静脉血液顺畅回流。对于孕产妇来说，预防深静脉栓塞的最好办法是运动。运动可加速全身的血液循环。因此，即使在妊娠后期，也应继续坚持散步或做适量家务等。

三、抽搐

抽搐是指全身任何骨骼肌的不自主单次或连续强烈收缩。

（一）肌肉痉挛

孕期钙的需求量大增，约为非孕期的一倍，日需求量为1 200mg。胎儿骨骼中的钙90%在孕晚期3个月内积聚，50%在妊娠最后一个月积聚。因此，孕晚期由于钙消耗增加，血清游离钙浓度降低，使神经肌肉兴奋性增高。孕晚期孕妇下肢肌肉痉挛多为缺钙的表现，肌肉痉挛多发生在小腿腓肠肌，常在夜间发作，多能迅速缓解，应及时补钙，夜间睡眠调整睡姿，尽可能左侧卧位入睡，并且注意下肢的保暖。另外，医学认为腿部肌肉痉挛也可能和局部血液循环、血液酸碱度有关，因此应多吃蔬菜、水果，少吃动物性蛋白质、精淀粉（如白面包、白米饭、甜食等），可改善血液酸碱度不平衡的问题。发生肌肉痉挛，可进行热敷和按摩，以缓解痉挛的不适感。

（二）子痫

子痫多发生在子痫前期的基础上，抽搐无法用其他原因解释。子痫发作前可有不断加重的重度子痫前期症状，机制尚不明确。常发生于妊娠晚期或临产前，少数发生于分娩过程中，个别发生于产后48h内。子痫抽搐进展迅速，前驱症状短暂，表现为抽搐、面部充血、深昏迷；随之全身及四肢肌肉强直、双手紧握、双臂屈曲，很快发展成典型的全身强直性痉挛、有节律的肌肉收缩，持续约1min，其间患者呼吸暂停，神志丧失；此后抽搐停止，呼吸恢复，但患者仍昏迷，最后意识恢复，但易激惹、烦躁。

处理原则：控制抽搐，纠正缺氧和酸中毒，控制血压，适时终止妊娠，防止再发抽搐。防止患者坠地外伤、唇舌咬伤，保持呼吸道通畅，维持呼吸、循环功能稳定。

（三）其他

其他可能引起孕期抽搐的原因包括：妊娠合并癫痫、癔症、颅内疾病等，需要注意鉴别。

四、阴道流液

（一）胎膜早破

胎膜早破（premature rupture of membranes，PROM），指临产前发生胎膜破裂。胎膜早破的病因有生殖道感染、羊膜腔压力增高、胎膜受力不均、营养因素、宫颈管松弛等。孕妇常突然感觉到有较多的液体从阴道排出，后持续有少量液体不断流出，有时仅感觉外阴较平时湿润。应立即平卧，避免行走和如厕，尽快就诊。

（二）阴道炎性溢液

妊娠期雌激素升高，有利于阴道内加德纳菌及其他厌氧菌的生长。同时，阴道上皮细胞糖原增多，酸性增强，且孕妇抵抗力下降，因此孕妇易患外阴阴道假丝酵母菌病。表现为外阴瘙痒、阴道分泌物增多，可能呈豆腐渣样或灰白色，阴道可有灼热感，有些孕妇伴有尿路刺激症状。直接做阴道分泌物涂片检查以明确诊断，给予相应的处理。

（三）尿失禁

尿失禁以张力性尿失禁最为常见，多发于经产妇。妊娠后期孕妇在腹压增加时（如咳嗽、打喷嚏、提重物跑动等）出现不自主溢尿是其最典型的症状。尿失禁以预防为主，若在孕前发现张力性尿失禁，应及时处理。

五、睡眠呼吸障碍

睡眠障碍是孕晚期妇女常见的主诉之一，怀孕是一个独特且持续时间较短的生理期，孕妇的生理状态发生了巨大改变，这些生理变化不仅使得怀孕成为患睡眠障碍的易感因素，还会恶化孕前已经存在的睡眠障碍。孕妇睡眠时间应比平时多1～2h，最低不少于8h，每天中午最好保证有1h午睡时间，但不能超过2h。

六、尿频

到了孕晚期，有将近80%的孕妇被尿频困扰，怀孕后输尿管会增长增粗，受孕激素的影响，管壁的平滑肌松弛，蠕动减少、减弱。到孕晚期，膨大的子宫压迫膀胱和输尿管，易造成尿频、尿流不畅或尿潴留等问题。潴留的尿液不仅对泌尿道的黏膜有刺激，还易滋生细菌。妊娠后尿液中的葡萄糖、氨基酸等营养物质增多，这又是细菌繁殖的有利条件，因此孕晚期妇女容易发生泌尿系统感染。因此，应注意保持外阴部清洁，睡觉采取侧卧位，以减轻对输尿管的压迫，使排尿通畅。同时注意加强营养，增强抵抗力。

七、皮肤瘙痒

孕晚期，部分孕妇出现局部皮肤甚至全身瘙痒现象。应警惕"妊娠期肝内胆汁淤积综合征"的发生。妊娠期肝内胆汁淤积综合征其中之一症状是皮肤瘙痒，部位多在腹部，少数遍及全身。有的仅为轻度瘙痒，有的则奇痒难忍，但做皮肤检查无异常。除痒感外，少数孕妇可出现肉眼难以发现的轻微黄疸。瘙痒和黄疸现象会在分娩后一两天完全消失。若孕妇再次怀孕，还可出现同样症状。妊娠期肝内胆汁淤积综合征易造成胎儿宫内缺氧、早产及产后出血过多等问题，因此孕妇应当重视，定期产检，及时发现并处理。

八、耻骨、腰背疼

孕晚期，因激素分泌改变，耻骨联合处可变得宽松，从而让胎儿更容易通过产道。耻骨疼痛从孕后期开始，直到生产，逐渐增强。疼痛会随宝宝娩出后消失。当疼痛较强时，可平躺，以减少对耻骨的压迫，从而缓解疼痛。

随着妊娠月份的增加，孕妇的腹部逐渐突出，身体的重心向前移。为了保持身体的平衡，孕妇在站立和行走时常采用双腿分开、上身后仰的姿势。因此，使背部及腰部的肌肉常处于紧张状态，加之孕期脊柱、骨关节的韧带松弛，增大的子宫对腰背部神经的压迫，从而造成腰背部疼痛。

为了预防和减轻腰背疼痛，应从孕早期开始坚持做散步等适当运动，以增强腰背部的柔韧度。另应注意保暖，睡硬床垫，穿轻便低跟软鞋。还可对腰背部实施局部按摩，注意避免拎重物及长时间保持某一姿势。

九、其他问题

（一）便秘

便秘是妊娠期间常见的一种症状。由于孕期肠蠕动及肠张力减弱，排空时间延长，水分易被肠壁吸收，妊娠增大的子宫、胎儿胎先露部对肠道下段的压迫，常引起便秘，即使排便习惯正常的孕妇在孕期也会发生。预防便秘，可每天晨起饮一杯温开水，经常食用易消化、富含纤维素的新鲜蔬菜和水果，每天配合适当运动，养成按时排便的好习惯。必要时口服软化大便的药物。禁用导泻药，禁止灌肠，以免导致流产或早产。

预防便秘饮食要注意以下几点。

（1）选择纤维含量多的食物，如糙米、麦、玉米、各种蔬菜（如豆芽、韭菜、油菜、茼蒿、芹菜、荠菜、蘑菇等）、各种水果（如草莓、梅子、梨、无花果、甜瓜）等。

（2）选择脂肪酸较多的食物，如杏仁、核桃、腰果仁、芝麻等。

（3）选择能促进肠蠕动的食物，如香蕉、蜂蜜、果酱、麦芽糖等。

（4）选择含有机酸的食物，如牛奶、酸奶、乳酸饮料、柑橘类等。

（5）选择维生素丰富的食物，如动物肝脏、大豆、核桃、花生等。

（6）选择水分含量多的食物，如鲜牛奶、鲜果汁等。

（二）痔疮

很多孕妇在孕期会遭受痔疮的困扰。痔静脉曲张可在妊娠期间首次出现，妊娠也可使已有的痔疮复发或恶化，主要是由于增大的妊娠子宫或妊娠期便秘使痔静脉回流受阻，引起直肠静脉压升高。因此，孕期应多吃蔬菜水果和少吃辛辣刺激食物，痔疮疼痛时可温水坐浴，必要时可服用缓泻药。

（三）B族链球菌（GBS）感染

健康女性的阴道和直肠中包含多种细菌，如乳酸杆菌、大肠埃希菌、B族链球菌等。女性怀孕后，体内的雌激素水平迅速提高，阴道内的糖原明显增加，导致阴道内除乳酸杆菌以外的其他细菌大量滋生繁殖，进而导致阴道内微生物群紊乱。孕晚期，阴道黏膜充血、水肿、细胞膜通透性增强，阴道黏膜的屏障功能降低，从而导致GBS感染的发生。孕晚期感染GBS，可导致胎膜早破、产褥感染、宫内感染、早产等不良妊娠结局，亦可导致新生儿感染，如新生儿肺炎、新生儿脑膜炎、新生儿败血症等，重者可导致新生儿死亡。

目前预防围产期GBS感染的主要措施是使用抗菌药物。青霉素是首选药物，氨苄西林是替代药物；对青霉素过敏的妇女，建议孕前筛查时测试GBS对克林霉素和红霉素的敏感性，如果对这两种药物都敏感，任选其中之一进行分娩期预防；若克林霉素和红霉素耐药或者其敏感性未知，考虑使用万古霉素，但应慎重使用。

（四）TORCH感染

TORCH感染包括一组围产期慢性非细菌性感染：T是指弓形虫，R代表风疹病毒，C指巨细胞病毒，H代表单纯疱疹病毒，而O代表其他(如柯萨基病毒、梅毒螺旋体等)。由于宫内感染发生的时间和病原体不同，患儿出现的症状亦不一致，有的可无明显症状，有的出生后不久即出现全身各系统症状，严重者可导致死亡。

总的来说，以上这些病原体可引起一组相似的表现，如宫内生长迟缓（出生时体重明显低于同胎龄儿）、贫血、皮肤出血点、黄疸、小头畸形、脑积水、脉络膜视网膜炎、白内障、小眼球、肝脾肿大、肺炎、先天性心脏病等，临床上统称为TORCH综合征。

预防TORCH感染，重点应放在孕妇的个人卫生及防护上，比如：怀孕期间孕妇要避免与TORCH患者接触；不食用未煮熟的肉食品或者生肉；接触生肉及处理猫、狗粪便时，需戴手套或注意事后清洁手。建议易感孕妇进行产前TORCH感染筛查，做到早期检查、早期诊断、及时治疗。

第五节　住院分娩前的准备

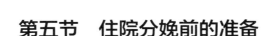

一、熟悉环境——产房区域设施

　　陌生的环境易导致产妇出现紧张、恐惧的心理，因此有条件的医院可通过图片、视频、实地参观等方式向产妇介绍产房环境。产房一般分为三个区域。

（一）非限制区

　　一般设在产房最外侧，包括非产房医护人员入室换鞋区及孕妇入室区、更衣区、休息区、值班室、示教室、污物间等。

（二）半限制区

　　包括医护办公室、待产室、治疗室等。

（三）限制区

　　包括正常分娩间、隔离分娩间、备用手术室、无菌物品存放间等。

二、了解住院流程

　　孕妇在出现见红、规律宫缩（4～5min一次）、破水（胎膜破裂）等临产征兆后，应前往医院，在急诊或门诊进行分诊后并在医生或护士指导下挂号。就诊时应将自己的临产表现告知医生。经各项检查评估孕妇具备入院指征，医生开具入院通知单。孕妇携带入院通知单前往住院部入院办理处办理住院手续。若产妇情况紧急，经急诊医生评估后需要紧急住院，应先上分娩室，待产妇安置好，由家属补办入院手续。

三、准备物品

（一）证件

视各医院规定携带相关证件及资料，如医保卡、生育保险证、准生证、产检资料及产检档案等，以便医生及时了解孕妇及胎儿产检时的情况，制订合适的治疗方案和分娩方式。

（二）物品

孕妇住院分娩期间，建议携带以下物品：卫生巾、妇婴两用巾、一次性内裤、婴儿尿片、纸巾、水杯（耐高温）、粗长吸管、洗漱用物（按需准备）、胎监带、待产包、聚血袋、便盆（胎膜早破产妇备用）、垫床纸。

避免携带贵重物品如金银首饰等。以下物品建议妥善保管：门诊病历、证件原件（如身份证、准生证、生育保险证件、街道的建档卡等）、住院押金单、现金等。

（三）交通工具

建议选择私家车、出租车，避免地铁、公交车等拥挤的出行方式。若出现胎膜破裂，应及时平卧，不可走动，以免胎儿脐带脱出，威胁胎儿生命。同时，呼叫救护车或家属开车前往医院。

第六节　分娩方式的指导

　　产妇的分娩方式可包含自然分娩和剖宫产分娩两种，也可将自然分娩称为顺产。顺产指不给予产妇人工干预，在确保安全状况的前提下，胎儿从产妇阴道分娩的方法。究竟采用哪种分娩方式，要从科学的角度出发，权衡利弊，同时严格掌握剖宫产的适应证。

一、顺产

（一）顺产的优势

1. 对胎儿的好处

　　首先，分娩过程中，子宫有规律地阵发性收缩，使胎儿胸廓受到压缩和扩张，刺激胎儿肺泡表面活性物质加速产生，促进胎儿的肺不断成熟，有利于新生儿出生后自主呼吸的建立。其次，经阴道分娩时，胎头受子宫收缩和产道挤压，有时甚至变形，但这是胎儿脱离母体独立生活前必需且有益的准备活动。胎头受到适度的挤压而造成的变形，出生后1～2天即可完全恢复。这不仅不会损伤脑组织、影响智力，相反，胎儿头部充血，还可刺激胎儿呼吸中枢，提高呼吸中枢的兴奋性，有利于新生儿出生后迅速建立正常的呼吸反射。

2. 对母体的好处

（1）与剖宫产相比，顺产对母体创伤较小，恢复较快，近远期如产后出血、伤口愈合不良、感染、宫腔粘连等并发症较少。

（2）顺产费用较低，可减轻家庭经济压力，节约社会医疗成本。

（二）顺产的弊端

顺产若无辅助镇痛措施的情况下会给产妇带来疼痛，在疼痛分级中，分娩痛是列在最高级别的。其次，异常的妊娠状态，如完全性前置胎盘、骨盆狭窄等情况时，则不能选择顺产的方式。最后，当出现母胎异常情况的时候，顺产不能够及时处理腹中的胎儿，导致胎儿缺氧的风险增加。这时选择剖宫产是很有必要的。

二、剖宫产

（一）剖宫产的优势

剖宫产是解决难产和抢救母婴生命的有效措施，合理地进行剖宫产手术可以有效降低母婴病死率，但应严格把握剖宫产的指征。

（二）剖宫产的弊端

1. 对于母体

（1）剖宫产手术本身便是对母体的一种伤害，手术带来的切口受感染、代谢、力学、缝合方法等因素的影响可能导致术后切口持续不适感、切口感染、裂开、脂肪液化、皮下血肿、切口延期不愈等一系列损害。

（2）剖宫产可能对泌尿系统造成损伤。在进行剖宫产手术时，为避免胀大的膀胱影响手术视野并防止其在术中被误伤，术前需要留置导尿管，保持膀胱空虚，而留置导尿管可能导致泌尿系感染，甚至对膀胱造成损伤，增加产妇的痛苦。此外，在腹膜外剖宫产时，分离膀胱层次时有误，或剖宫产术后再孕时，子宫切口瘢痕与膀胱粘连都会造成损伤。

（3）剖宫产可能引起并发症。剖宫产后产妇的患病率是自然生产的5～10倍，最常见的并发症有以下几种。①产妇出现的近期并发症。如羊水栓塞、术后血栓栓塞性疾病、产后出血、休克、DIC、子宫切除、感染等。②剖宫产远期并发症。如子宫内膜异位症、子宫憩室等。此外，剖宫产对再次妊娠和生育也有影响，再次妊娠时出现前置胎盘、胎盘粘连甚至胎盘植入、子宫瘢痕部位妊娠的风险增加；分娩时剖宫产手术的可能性增加，在妊娠或分娩时子宫破裂发生的风险也会增加。

（4）剖宫产可能对产妇心理造成影响。进行手术后产妇的心理改变严重，有诸多的心理表现，主要为角色混淆、自尊缺失等心理症状表现。

（5）剖宫产可能导致产妇死亡。采用这种生产方式的产妇病死率与自然分娩产妇相比较高，如美国有5.8～59/100 000

的孕妇死于此方法。其死因往往与孕妇自身合并症及并发症有关，如重度子痫前期孕妇在手术中、手术后可能发生心、肝、肾的功能衰竭等并发症，合并心脏病的孕妇在手术中可能会出现心脏骤停等。

2. 对于新生儿

剖宫产对新生儿影响大，近年来有人提出剖宫产综合征的概念，主要是指剖宫产儿呼吸系统并发症发生率高，如窒息、湿肺、羊水吸入肺不张、肺透明膜病等。顺产时，胎儿由于产道的挤压，气道液体的1/3～2/3被挤出，这为出生后气体顺利进入气道，减少气道阻力做了充分准备，也有助于生后剩余液体的清除和吸收。剖宫产时缺乏这种过程，气道内液体潴留增加了气道的阻力，影响了通气和换气，可导致窒息和缺氧。此外，剖宫产也可能导致新生儿低血糖症、败血症、新生儿产伤等的发生。

第七节　分娩陪伴与导乐分娩

定义

分娩陪伴是指分娩过程中，由产妇的丈夫或其他家属进入产房一同陪伴分娩，减轻产妇待产及分娩过程中的焦虑情绪，提高待产及分娩质量。

导乐分娩亦称舒适分娩，是指有经验的女性为初为人母的女性和他们的宝宝提供指导和帮助。在产妇分娩的全过程中，由一位富有爱心、态度和蔼、善解人意、熟悉分娩过程的女性始终陪伴在产妇身边，这位陪伴的女性即为"导乐"。导乐陪伴分娩是一种人性化的产科服务模式，它让分娩回归自然、减轻疼痛、减少损伤、降低风险，从而提高产妇对分娩过程的满意度。

第八节 分 娩 镇 痛

一、产痛的定义

产痛是一种复杂的生理和心理过程，是人体的主观感受，缺乏客观衡量指标。疼痛的程度除了受到刺激强度的影响，还受到其他因素的影响，如：低氧代谢产物、炎性因子会增加神经感受器的敏感性，焦虑、恐惧或抑郁情绪等可加重疼痛的感觉。

二、产痛的原因和机制

（1）子宫肌肉阵发性收缩，使子宫肌纤维拉长或撕裂，子宫血管受压，致组织缺血缺氧，刺激神经末梢，形成神经冲动传递至脊髓，再上传至大脑，形成明显的疼痛感觉。

（2）胎儿通过产道时压迫产道，尤其是在子宫下段、宫颈、阴道及会阴，造成损伤、牵拉。

（3）产程中心理因素对疼痛的影响：紧张、焦虑、惊恐可使促肾上腺皮质激素、皮质醇、儿茶酚胺、内啡肽增高，并与疼痛有关，导致害怕-紧张-疼痛综合征。

（4）致痛物质：组织的缺血、损伤可释放组胺、5-羟色胺、缓激肽、P物质和前列腺素等，诱发严重疼痛。

三、分娩镇痛的意义

（一）分娩镇痛可明显提高母婴安全

分娩镇痛可缩短产程，减少产后出血发生率；消除疼痛对母体内环境的危害，降低胎儿缺氧及新生儿酸中毒的风险，促进自然分娩及产妇心理健康。

（二）分娩镇痛可降低剖宫产率

许多产妇因对疼痛的恐惧而选择剖宫产，降低产痛可以降低剖宫产率。

（三）分娩镇痛可改善分娩体验

对于女性来说，分娩既有迎接新生命的喜悦，也有对产痛的恐惧。分娩镇痛可以让产妇在安心舒适的环境下分娩。母亲身心愉悦，可极大改善产妇对自然分娩的感受。

（四）分娩镇痛是每一位产妇、胎儿的权利

分娩是繁衍后代的必经之路，产妇有权享有安全、舒适的

分娩服务，胎儿有权利得到保护与善待。

（五）分娩镇痛是现代文明产科的标志

分娩疼痛是客观存在的，疼痛研究是医学领域古老而又现代的课题。

四、非药物减痛技术

（一）分娩球

分娩球是一种可以分散产妇注意力、减轻疼痛、促使宫口扩张、加速产程进展的非药物镇痛技术。适用于低危的产妇。

使用之前需向产妇解释操作目的，缓解其紧张情绪，取得同意和合作，并告知注意事项。坐球过程中，还需要监测产妇的生命体征及胎儿安危情况的变化。

另外，还可以指导产妇采用不同体位使用分娩球，如坐位、跪位、站位靠着分娩球等。

（二）热敷

热敷可增加局部皮肤温度，促进血液循环和组织新陈代谢，缓解肌肉痉挛，减少关节僵硬，增加结缔组织的伸展性。热敷时间为20～30min，需随时评估疼痛部位、程度、皮肤情况，观察胎心和产程情况。

豆袋温度不宜过热，以防烫伤，必要时用1～2层毛巾或一次性垫床纸包裹热敷用物。当产妇感觉过热、身体发热、体温过高或观察到热敷有潜在性损伤时，应停止使用热敷。为硬膜外镇痛产妇热敷时，请勿在麻醉区域热敷，以免引起烫伤。

（三）骨盆摇摆

围绕胎头的骨盆摇摆运动有助于胎头改变位置，减轻胎头枕部对骶髂关节的压力，能够减轻产妇腰骶部疼痛。

做法是产妇呈手膝位，收紧腹部肌肉并弓起背部，然后放松并将背部收回至身体正中。也可借助椅子、分娩球或分娩床进行骨盆摇摆运动。

（四）按摩

按摩可减轻宫缩疼痛，缓解产妇焦虑情绪，提高分娩满意度。做法：协助产妇取舒适体位，适当暴露疼痛或不适部位，可用手或任何一种按摩工具，根据产妇需求给予具体部位的按摩，可涉及产妇的上肢、下肢、头部、肩膀或腰骶部等。宫缩时协助按摩，宫缩间歇时停止，轻拍产妇的肩膀或手，轻抚产妇的面部或头发。

按摩过程中应及时评价产妇的疼痛缓解状况、舒适度及产妇接受程度，如产妇感觉不舒适时应立即停止或更换其他提供舒适、减轻疼痛的方法。

（五）自由体位

1. 侧卧位

侧卧位可以让孕妇充分休息，对抗重力，缓解痔疮及由于脐带受压或仰卧位低血压造成的胎心率问题，避免对骶骨产生

助产士门诊手册

压力，也可促进枕后位胎儿旋转。

改变体位时，应询问产妇的意愿和舒适感，须知情同意后予以实施，并关注胎心和产程进展。

2. 垂直坐位

借助重力促进胎儿下降，使疲劳的产妇得到休息。

协助产妇取垂直坐位：让产妇上身垂直于床面坐于床上、椅子上，根据需要双脚可踩在脚凳上，背后垫靠枕，并根据产妇疼痛部位或需求，给予背部、腰骶部按摩及轻轻敲打或热敷，以增进舒适度。此体位较难监测胎心，对于怀疑胎儿窘迫的孕妇应慎用。

3. 支撑式前倾坐位

借助重力优势作用，减轻骶部疼痛，易于进行骶部按摩。

协助产妇双脚稳固平放，取坐位并将身体向前倾屈，双臂放松放在前面的支撑物上。

4. 前倾站位

借助胎儿重力优势作用，增大骨盆入口，校正胎轴，使胎儿身体纵轴与骨盆入口一致，减少胎先露对骶骨的压迫而减轻腰骶部疼痛。产妇在站立的同时被其同伴拥抱和支撑，能使产妇产生幸福感而减少儿茶酚胺的分泌。

做法：协助产妇站立，身体向前倾，趴在较高的床上或置于床上的分娩球上、固定于墙壁的横栏、柜台上、支持的同伴或丈夫身上。操作过程中应随时评估产妇的体力，随时调整体位。一般可持续15～30min；产程长，精神状态差的孕妇应慎用。

5. 手膝位

有助于枕后位胎儿旋转，有助于宫颈前唇消退，减轻骶部

110

疼痛，缓解痔疮。

做法：协助产妇双膝着地（戴上护膝）或着床，身体向前倾屈，双手掌或双手蜷着地支撑自己。双手着地处放置抱枕或枕头，膝下放置垫子。操作过程中随时评估产妇上臂和膝关节受累情况，一般可持续4～6阵宫缩或15～30min。该体位时间不可过长，以产妇体力能耐受为准。

6. 蹲位

能有效利用胎儿重力作用，增加坐骨结节间径，从而增大骨盆出口径线，促进胎儿下降。

做法：协助产妇由站位变为蹲位，双脚分开，踩在地板或床上，扶住同伴或栏杆以防跌倒。操作过程中，随时评估产妇上臂和膝关节受累情况，可坚持4～6阵宫缩或15～30min。两次宫缩后让产妇站立一会，可避免发生神经性麻木。

7. 不对称直立位（站立、跪位、坐位）

大腿抬高时，其内收肌群的弹力作用可使坐骨产生横向运动，从而增大骨盆出口径线，有助于枕后位胎儿旋转，减轻疼痛，增加用力的欲望。

做法：协助产妇坐着、站着或跪着，一侧膝盖和臀部放松，一只脚抬高，支撑在踩脚凳或其他稳固的支撑物上，保持两只脚不在同一水平面上。也可尝试着更换抬高另一条腿，选择感觉舒服的一侧继续。指导产妇在每一次宫缩时，有节律性地将身体向抬高的腿这一侧做"摆动—复位—再摆动"的动作。可坚持4～6阵宫缩或15～30min。

（六）导乐

为产妇提供个性化的生理、心理及信息指导，帮助产妇缓解焦虑、紧张、恐惧等不良情绪，让产妇安心、舒适地度过产程，增强产妇对自然分娩的信心。

做法：准备单独产房，除备有分娩产床、新生儿复苏台、治疗台等基本设备，还应配有分娩椅、分娩球、按摩器等非药物减痛工具。导乐人员具备对产程及胎儿宫内情况的观察能力，提供一对一全程陪伴服务。指导孕妇的饮食、二便、运动、休息、减痛方法并提供心理及信息支持。

导乐过程中应进行间断的胎心监护，任何促进产程的物理措施都应以胎心监护好为前提。

（七）催眠分娩

能促进宫口扩张、减轻疼痛、稳定胎心，同时对疼痛的应激做出适度的反应。

实施催眠分娩需对产妇进行催眠前的预备教育与相关培训，改变孕妇对分娩过程及分娩疼痛的认知，利用松弛治疗渐进放松、体验催眠与自我催眠的方式。令产妇处于自由的舒适体位，在催眠音乐与语言的引导中，通过调节呼吸，实现自我放松和催眠。

（八）拉玛泽减痛呼吸法

当产妇阵痛来临，让产妇把注意力集中在对自己的呼吸控制上来转移疼痛；原本疼痛时立即出现的"肌肉紧张"，经过多次呼吸练习转化为"主动肌肉放松"，从而减轻疼痛。

根据宫口扩张的情况选择做廓清式呼吸、胸部呼吸、浅而慢的加速呼吸、浅的呼吸、哈气和吹蜡烛运动等不同的呼吸方式。

（九）音乐疗法

音乐可以让人放松，消除产妇在待产过程中的紧张、焦虑、抑郁等不良情绪，刺激内啡肽的分泌，降低儿茶酚胺的水平，从而减轻疼痛或增强对疼痛的耐受力。在待产过程中，可根据产妇的爱好选择，提供不同的音乐类型及曲目，或在专业音乐治疗人士的指导下，根据产程中倾听音乐时宫缩的不同特点，选择不同的曲目。在音乐的陶冶下，产妇应尽量全身放松，特别是全身肌肉的放松，从而达到减轻疼痛的目的。若产妇需要安静休息和睡眠时，可暂停音乐播放。

（十）注意事项

（1）使用分娩球时应注意挑选球的型号，避免从后方直接跨坐，应坐在球的正中央，双腿呈直角，小腿与地面也呈直角等。

（2）热敷的使用时间不可过长，一般15min后更换部位，避免使用的热敷工具过热造成皮肤的损伤，在使用前应做好宣教工作，尤其是针对禁忌部位的宣教，如不可以用于腹部等。

（3）实施自由体位需更加关注产妇自身的安全，做好走路、下蹲等平衡能力的评估。另外，也应更密切地关注胎心、胎动的情况。

（4）LK按摩推荐由具有专业资质的助产士开展。

五、药物镇痛

（一）定义

药物分娩镇痛的发展基于人们对于麻醉药物、麻醉技术、疼痛神经传导的认识。药物镇痛包括全身和局部给药，全身给药包括口服、静脉注射、吸入、麻醉等途径，局部给药主要指椎管内的硬膜外镇痛和腰硬联合镇痛等。目前椎管内麻醉镇痛是各大医院应用最广泛、效果比较理想的一种方法。

（二）椎管内麻醉镇痛的适应证

（1）产妇自愿。

（2）经产科医生评估，可阴道分娩或经阴道试产者。

（三）椎管内麻醉镇痛的禁忌证

（1）产妇不同意。

（2）有椎管内麻醉禁忌者，如凝血功能障碍、脊柱病变或严重畸形等。

（3）对麻醉药物过敏者。

（4）产妇依从性差，无法配合进行穿刺者。

（四）椎管内麻醉镇痛时机

（1）产程启动，无论宫口开多大，只要产妇有分娩镇痛需求，在产科医生、麻醉医生、助产士充分评估后，无分娩镇痛禁忌证者，即可实施椎管内分娩镇痛。

（2）产妇处于第二产程，胎头着冠以前都可以实施分娩镇痛。

（五）椎管内麻醉镇痛并发症的识别与处理

1. 低血压

（1）评估产生原因，除外产科因素，予左侧卧位，吸氧、输液，根据情况给予适量麻黄碱或去氧肾上腺素。

（2）治疗始于预防，取决于及时诊断。麻醉医生须在场密切观察血压，一旦确诊低血压，需通过增加静脉输液，向左推移子宫纠正低血压。如这些简单的措施不足以纠正低血压，则需要使用血管收缩药物。

（3）低血压引起恶心呕吐时，应首先治疗低血压。

2. 尿潴留

（1）应动态监测产妇膀胱充盈情况，必要时实施导尿。

（2）椎管内分娩镇痛时尿潴留发生率为21%～53%，且为剂量依赖性。

（3）产程中60%的孕妇需要1次导尿，21%需要2次导尿，4%需要3次导尿。

（4）膀胱的过度充盈与产后膀胱功能障碍密切相关。

（5）间断导尿与持续导尿相比不增加产后尿潴留和泌尿系统感染的发生率，但是持续导尿第二产程更长，需要更大剂量的麻醉药物，限制了产程中的活动。

（6）采用间断导尿。

3. 发热

（1）硬膜外镇痛可能导致产妇发热，但与感染无关；当产妇温度≥38.0℃时，可能导致诊断不清。

（2）约30%的产妇因区域镇痛出现体温＞37.5℃。产妇体温升高概率随着硬膜外麻醉持续时间而增加，并且初产妇更常见，目前具体机制并不清楚。

（3）发热产妇应进行常规退热处理，适量进行补液。如不排除感染因素，应根据感染情况决定抗生素的使用及是否需要立即终止妊娠。

第九节　产程的配合

定义

产程即分娩的全过程，是指从出现规律宫缩到胎儿、胎盘娩出的全过程。产程主要分为3个产程：第一产程、第二产程和第三产程。

产力、产道、胎儿及精神心理因素，是影响分娩的四大因素。四大因素均正常并互相适应，能使胎儿顺利经阴道娩出。

（一）第一产程

第一产程为宫口扩张期，指从规律宫缩到宫颈口开全。第一产程又分为潜伏期和活跃期。潜伏期为临产开始至宫口开大4～6cm，其中初产妇不超过20h，经产妇不超过14h。胎头在潜伏期下降不会特别明显。活跃期为宫口扩张4～6cm至宫口开

116

全，时间需要1.5～2h。胎头在活跃期下降明显，期间需要1～2h评估一次宫口情况及胎先露情况，若2h无进展，应及时评估宫缩、头盆相称性、胎方位、胎先露位置等，及时进行处理。

1. 护理

（1）动态观察胎心、子宫收缩、宫口扩张和胎头下降情况，并及时做好记录。《中国正常分娩临床实践指南》要求潜伏期每小时听诊胎心一次、活跃期每30min听诊一次，需在宫缩后听诊1min，以便早期发现胎心晚期减速。胎心正常值为110～160次/min。在第一产程中，宫缩强度会随着宫颈口的扩张逐渐增强、持续时间变长、间隔时间缩短，在宫口临近开全时，宫缩持续时间可达1min及以上，间歇时间仅为1～2min。

（2）需要评估产妇一般情况，监测生命体征，无高危因素的产妇，每4h监测一次生命体征并记录。

（3）注意观察有无异常阴道流血情况。

（4）注意管理产妇的饮食、二便及休息睡眠情况。

（5）做好疼痛评估，及时指导进行非药物及药物镇痛方法。

2. 产妇的配合

（1）尽量减轻焦虑、紧张、抑郁等情绪，采取自由体位待产。

（2）少量多次进食高热量易消化食物，摄入足够的水分，必要时给予静脉补液。

（3）每2～4h排尿1次，排尿不畅时及时告知管床护士，以免膀胱过度充盈而影响胎头下降，必要时可进行导尿。

（4）可采取不同的方式以减轻疼痛，如热敷、坐分娩球、摇摆骨盆等非药物减痛方法，同时，根据自身情况，还可以选择药物镇痛方式。

（5）产妇需要保存体力，尽量多休息，不可进行过多消耗体力的活动，保存体力用于分娩。

（二）第二产程

第二产程为从宫口开全至胎儿娩出。未实施硬膜外麻醉者，初产妇不应超过3h，经产妇不应超过2h，实施硬膜外麻醉镇痛者可在此基础上延长1h。

1. 护理

（1）密切监测胎心。《中国正常分娩临床实践指南》指出，第二产程应每5min监测一次胎心，在宫缩后听诊，有条件者建议持续电子胎心监护。

（2）密切观察宫缩情况。此时，宫缩间隔1～2min，持续时间可达60s。宫缩质量与第二产程长短密切相关，宫缩乏力时，可给予缩宫素加强子宫收缩。

（3）及时评估羊水性状、胎头下降及胎方位等情况。

（4）指导产妇有向下屏气用力大感觉时开始用力。

（5）在此期间需给予产妇足够的鼓励和陪伴，以减轻产妇焦虑。

（6）采取正确姿势接产，并做好新生儿护理。

2. 产妇的配合

（1）产妇需在宫缩期间，在助产士的指导下正确屏气用力，在宫缩间歇期休息，避免不必要的体力消耗。

（2）适当进食饮水，及时补充体力。

（三）第三产程

第三产程指从胎儿娩出至胎盘娩出，也称为胎盘娩出期。胎儿娩出后，宫腔容积缩小，宫底降至脐下，胎盘与子宫壁发生错位剥离，子宫继续收缩，促使胎盘剥离，从阴道排出体外。历时5～15min，超过30min或阴道出血≥150mL，医生需及时进行手取胎盘术。

1. 护理

（1）及时应用缩宫素预防产后出血。

（2）观察胎盘剥离征象，正确协助胎盘娩出。

（3）观察产妇的生命体征，注意是否出现寒战、呼吸困难、血压下降或升高，及时发现休克及羊水栓塞等情况。

（4）注意观察子宫收缩及阴道流血情况。

（5）及时检查软产道，立即缝合伤口。

2. 产妇的配合

（1）少量多次饮水、进食、尽早排尿，防止发生产后尿潴留。

（2）应进行母婴早接触及早吸吮。

第十节　母乳的功能及母乳喂养

一、优点

　　母乳喂养是世界卫生组织（WHO）推荐的一种喂养方式，很多产妇及家属了解母乳对婴儿的好处，但母乳喂养对妈妈的好处却常常被忽略，妈妈可以和婴儿一样从中获得健康。根据世界卫生组织的推荐，为了实现最佳生长、发育和健康，婴儿在生命的最初6个月应完全接受母乳喂养，即仅食用母乳。

（一）母乳喂养对母亲的好处

　　（1）母乳喂养可以降低产后出血的概率。生产后，婴儿的吮吸能促进妈妈体内缩宫素的分泌，这种激素能引起子宫收缩，减少产后出血发生的危险，可以促进子宫较快恢复到孕前状态。

　　（2）母乳喂养可以帮助妈妈较快恢复至妊娠前体重。生产乳汁是一个活跃的代谢过程，每天消耗200～500kcal，相当于一个配方奶喂养的妈妈慢跑1h消耗的热量。所以，纯母乳喂养的妈妈相对能够更快、更轻松地减轻体重。

　　（3）母乳喂养可推迟月经恢复的时间，母体内蛋白质、铁和其他营养物质通过哺乳期闭经得以储存，有利于产后身体恢复。

（4）母乳喂养可以降低患乳腺癌、卵巢癌的危险性。研究表明，母乳喂养时间长短是乳腺癌发病概率的一个重要因素，甚至超过了遗传因素。妇女每纯母乳喂养一个孩子超过6个月，患乳腺癌的概率就可以降低5%，即使是有乳腺癌的家族病史者。

另外，母乳是能够满足婴儿生理需求所需全部营养的最佳来源，是任何配方奶都无法媲美的。

（二）母乳喂养对婴儿的好处

1. 母乳最适合婴儿身体的生长和代谢

母乳中的蛋白质、维生素和矿物质比例恰当，其营养成分会随产后母体的变化和哺乳的不同阶段而发生变化，能满足婴儿生长发育的需要。母乳中的酪蛋白/乳清蛋白比例、脂肪酸含量、脂肪酸附着甘油骨架的位置都不一样，且含有胃肠酶和胃肠激素，可以促进胃肠消化、蠕动和胃肠功能，所以母乳容易消化吸收。

2. 可增强婴儿的抗感染力，并减少过敏性疾病的发生

婴儿出生后便进入有菌环境，但免疫系统尚未建立完善，此时母乳中的抗感染成分发挥极大的作用，它能支持免疫系统的发育，增强婴儿抵御疾病的能力，不易发生胃肠道和呼吸道的感染，降低腹泻和肺炎的发生率。比如母乳中的独特成分——免疫球蛋白，是配方奶无法提供的。

3. 可加强母婴纽带，减少社会适应不良

母乳喂养有利于增强母婴感情，婴儿通过吮吸母乳，与母亲有亲密、温暖的接触，能获得安全感和愉悦感，母子之间的情感得以增进和升华，也为今后情商培养奠定基础。

二、方法

正确的衔乳是哺乳成功的关键。造成很多新手妈妈母乳喂养困难的原因多数在于没有掌握正确的哺乳方法，错误的衔乳可能导致一系列哺乳问题，如乳头疼痛、乳头破损、长期奶水过多、奶水不足。母乳喂养过程中根据哺乳环境可采用摇篮式、环抱式、斜倚式和侧躺式等姿势进行，应做到"妈妈要做舒服，宝宝要躺舒服"。

（一）调整坐姿

妈妈找个舒服的姿势坐好，全身的肌肉要放松，建议在腰后、肘下、怀中都垫好枕头，一只脚踩凳，将膝盖提高。此动作可协助宝宝更舒适地横躺在妈妈怀里，妈妈应协助宝宝调整姿势，使宝宝头枕着妈妈肘弯，同时被宝宝枕着的那只手托着宝宝臀部。

（二）协助宝宝衔住乳头

使宝宝鼻尖对着乳头，下巴、脸颊靠近乳头。注意，不是嘴对着乳头，不需把乳头送到宝宝嘴里，觅食的本能会让宝宝自己用鼻、脸颊去贴近乳头。等待其完全张大嘴巴时，妈妈另一只手的大拇指按住乳晕上方，让乳头翘起，让宝宝从下乳晕开始，衔入乳头，尽可能多地把乳晕衔入。

刚开始也许需要尝试几次才成功，假如宝宝不耐烦，可暂时停下来，待宝宝平静下来后再试。正确的衔乳不会导致不舒服，哺乳应是妈妈和宝宝都享受的事情。

（三）常见喂养姿势（见图4-1）

哺乳方式　━━━━▶

哺乳要点：
（1）宝宝的头和身体呈一条直线。
（2）宝宝面向妈妈并整个身体靠近妈妈。
（3）宝宝的脸贴近妈妈的乳房。
（4）宝宝的下巴触及乳房。

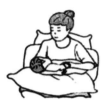

摇篮式
妈妈取坐位，将宝宝放在枕上，用臂弯支持宝宝的头部与背部，使宝宝斜卧在妈妈怀里吸乳。

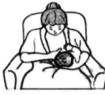

橄榄球式
妈妈取坐位，妈妈乳房同侧手托住宝宝头颈部，肘部夹着宝宝身体，另一只手托住乳房。

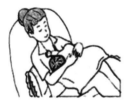

斜倚式
如果是新生儿，妈妈应托着宝宝的头、肩膀及臀部。

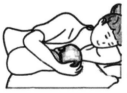

侧躺式
妈妈取侧卧位，将卧侧的胳膊放在枕下，另一侧手臂扶住宝宝。

图4-1　常见喂养姿势

123

第五章
产褥期助产士门诊工作内容

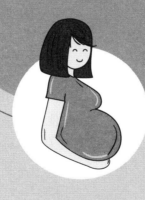

第一节　产褥期常见问题及保健

产褥期是指从胎盘娩出至产妇全身各器官除乳腺外恢复或接近正常未孕状态所需的一段时间，通常为6周。母体在产褥期全身各系统都会发生变化，正确对待产褥期常见问题，及时预防和处理异常情况尤为重要。

问题及对策

（一）发热

产后体温一般在正常范围内。体温可在产后或术后24h内略升高，一般不超过38℃，无其他症状，多在第2天恢复正常，可能与产程延长致过度疲劳有关。产后早期皮肤的排泄功能旺盛，在产后1～3天出汗多，如果不及时补充液体，可能会出现脱水热。

建议： 在此期间产妇应及时补充液体及电解质，建议多饮水，饮食清淡，保证饮食结构的多样化，如每天进食2～3种肉类及5～6种蔬果类等，另外应穿着纯棉衣服，勤更换，避免受凉。

（二）尿潴留

产妇在产后可能会因为会阴裂伤或会阴侧切伤口疼痛，以及担心伤口感染等导致有尿意也不敢排尿，膀胱内的尿液逐渐充盈，引起尿道括约肌痉挛，张力和感觉明显减退，增加排尿困难。另外，在产程中胎头对膀胱的压迫导致膀胱黏膜水肿、充血和肌张力降低，还有使用无痛分娩、助产、药物等原因，易导致产后尿潴留的发生。

建议：

（1）产后4～6h内尽早自行排尿，在无头晕头痛等不适情况下，可选择蹲位或坐位排尿。

（2）听流水声，利用条件反射增加尿意。

（3）用热水熏外阴或用温水冲洗尿道外口周围诱导排尿，还可热敷，按摩膀胱刺激膀胱肌收缩。

（4）针刺三阴交、关元等穴位促进排尿。

（5）必要时注射甲硫酸新思的明1mg，兴奋膀胱逼尿肌促其排尿。

（6）若上述方法均无效，应给予留置尿管。

（三）产后宫缩痛

产后宫缩痛指在产褥早期因宫缩引起下腹部阵发性剧烈疼痛。于产后1～2天出现，持续2～3天后自然消失，多见于经产妇。产妇哺乳时体内缩宫素分泌增加，疼痛感会加重，多数能忍受，无须处理。

（四）恶露异常

恶露是指产后子宫蜕膜脱落，含有血液、坏死蜕膜等组织经阴道的排出物。正常恶露有血腥味，无臭，持续4～6周。产后一周先是血性恶露，色鲜红，量多。需注意分娩后2～3周出血量如突然增多，可能是产后出血的情况，需及时就医。随着出血减少，浆液增加，转为浆液性恶露，色淡红，一般持续10天左右。浆液逐渐减少，白细胞增多，变为白色恶露，色白，质黏稠，约持续3周恶露便干净。

建议：

在产褥期需注意清洁卫生，天气闷热时应勤换卫生巾或内裤，产妇应每天观察恶露的量、颜色、性状、气味及持续时间，如有发现恶露异常，应及时就医。

（五）乳腺炎

乳腺炎可发生在哺乳期任何时间，其中以产后3～4周最为常见，故又称产褥期乳腺炎。

产褥期乳腺炎症状主要有三方面：一是体温升高；二是乳房红、肿、热、痛，局部甚至有肿块、脓肿；三是白细胞计数增多。哺乳期乳腺炎多为乳汁淤积、乳管堵塞所致。常见于哺乳经验不足、哺乳姿势不当、乳汁过多、没按时排空等致乳房过度充盈或乳头内陷影响含乳，从而导致乳汁淤积。乳汁淤积是细菌感染的前奏和基础。衔乳方式不当、乳汁排除不畅导致乳汁淤积，加上细菌通过破损的乳头进入乳腺而造成乳腺炎。可见，产褥期乳腺炎是可以预防的，也是应当预防的。

建议：

防止乳汁淤积，保持乳房局部清洁和产妇的身心健康。正确哺乳，按需哺乳，及时排空乳汁，寻找合适的哺乳姿势。哺乳前后可用温开水清洗乳房，用洁净的毛巾擦拭乳头，保持清洁。合理饮食、营养搭配。保持环境清净，心情舒畅，情绪稳定，室内温度一般以24～26℃为宜，室内空气要新鲜。

（六）会阴伤口疼痛

会阴区皮下组织结构疏松，血管、淋巴管及末梢神经丰富，所以对疼痛非常敏感。分娩过程中自然裂伤或会阴侧切后组织细胞释放大量的内源性炎性致痛介质，不仅使感受器被激活从而产生痛觉，还会引起中枢神经敏感化，忍受疼痛的阈值下降，这是引起产妇伤口疼痛的主要原因。

建议：

（1）保持会阴清洁干燥，排尿排便后用清水由前往后冲洗，减少恶露对伤口的刺激，勤换卫生巾。

（2）健侧卧位，避免局部压迫造成血液循环不良，减少伤口感染的机会。坐位哺乳时用脚踏凳抬高双腿，减轻对伤口部位的压迫。

（3）产后可用碘伏溶液每天消毒2次，预防感染。

（4）可用红外线照射，加速局部组织的血液循环，有效减轻组织充血、水肿，促进炎症吸收，还有消炎止痛作用，促进伤口愈合。

（5）合理饮食，营养搭配，保持大便通畅，避免便秘加重伤口疼痛。

第二节 产后常见情感障碍及其防治对策

产后最常见的情感障碍是产后抑郁症，其发病率明显上升（国外报道约为30%），各大新闻媒体也有不少相关报道，已引起全社会及医务工作者的高度重视。

一、临床表现

产后抑郁症常在产后2周内出现症状，其临床表现具有多样性，可划分为以下几点。

（一）情绪改变

常感到心情压抑、沮丧、情感淡漠、不愿参加正常活动、疏远亲友、伤心、流泪等情绪低下表现；或有焦虑、恐惧、易怒、哭闹等情绪过激表现。

（二）自我评价过低

自暴自弃、自责、自罪，与周围亲人关系不协调，对身边的人充满敌意、戒心。

（三）生活态度消沉

对生活时常缺乏信心，体验不到乐趣，觉得生活无意义。常伴随食欲减退、易疲乏、睡眠紊乱、性欲下降、思维低下等，重者甚至绝望或有自杀或杀婴倾向。

（四）精神、神志改变

个别患者会出现精神错乱或昏睡、嗜睡等精神、神志改变。

二、相关因素

产后抑郁症的发生可能与产后内分泌激素的改变、妊娠和分娩因素的诱发、环境社会因素的干扰和心理因素的调整有关。

（一）生理因素

内分泌的改变是产后抑郁症的生理学基础。胎儿娩出后，绒毛膜促性腺激素、人胎盘催乳素、雌激素、孕激素等急剧下降，雌激素的下降可引发儿茶酚胺减少，使得神经递质受影响，并引发抑郁情绪。

（二）心理因素

对分娩方式认识不足或者难产，产后角色转变适应不好及新生儿喂养知识的欠缺，均会给产妇造成极大的心理压力，也是引发产后情感障碍的高危因素。另外，性格内向、敏感多疑、生活能力较差、心智不成熟的产妇更容易发生产后情感障碍。

（三）家庭及社会因素

家属关心程度不够、生活压力大、夫妻感情较差、 经济状况差等因素同样是出现心理障碍的高危因素。

三、预防指导

多数患者经过心理调整后可恢复正常状态，少数患者症状加剧，甚至发展为严重的精神疾病。早期干预能避免其继续发展，减少由此导致的母婴伤害。预防措施如下。

（一）身体上的准备

孕妇要注意妊娠期的体育锻炼，每天参加一些适宜的有氧运动，有时间、有条件者可参加助产士门诊的妊娠期运动课程，使心肺功能得到锻炼，机体能够在产后尽早恢复健康，并适应繁忙的母亲角色。

（二）心理上的准备

孕妇需要花时间和精力去了解妊娠、分娩、喂养和育儿方面的知识，可通过孕妇学校、网络或向有经验的妈妈取经等途径获取更多信息。了解和学习这些知识可缓解孕妇对妊娠、分娩的紧张、恐惧情绪，提高孕妇对自然分娩过程的体验，减少紧张、焦虑、恐惧等情绪，完善自我保健。

（三）家庭成员的准备

作为家属，产后的支持是必不可少的。言语上尽量轻柔、关心。不建议说诸如"谁没生过孩子，不都这么过来的吗，就你矫情"之类的话，多说支持鼓励性的话，给产妇创造一个良好和谐的家庭环境。行动上，家属应积极帮助产妇分担家务、照顾新生儿等，丈夫应该主动去了解产妇的心理，多鼓励、多陪伴、多关心、多表扬，以增加产妇的信心。

（四）产妇的自我调节

（1）学会表达自己的内心感受，当情绪出现低落、悲伤、紧张、烦躁时，可向人诉说，表达出自己的情绪，获得大家的理解与支持。

（2）产妇要积极调整心态，认识到生儿育女不是易事，遇到困难与烦恼是必然的，应勇敢面对一切，学会主动寻求帮助，如与丈夫、家属、朋友聊天，分享快乐和烦恼。

（3）学习放松、调节情绪的方式，如听音乐、做产后运动、请家属分担照顾孩子的事情，注意保证充足的睡眠和休息，减少悲观情绪的产生。

产褥期抑郁症的发生受社会、心理、妊娠因素的影响。因此，应加强对孕产妇整个孕期的精神关怀，利用网络、孕妇学校、助产士门诊等多种渠道宣传妊娠、分娩、新生儿护理等知识，以减轻孕产妇对妊娠、分娩、产后护理等的紧张、恐惧心情，进而预防产褥期抑郁症的发生。

第六章
新生儿日常护理

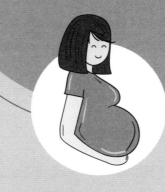

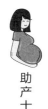

第一节　新生儿喂养

　　母亲有着与生俱来喂养新生儿的能力。怀孕时，母亲通过脐带供应胎儿生长时所需的营养成分及必需物质。生产后，母亲继续以母乳哺儿。母乳是最完善的新生儿食物，含有新生儿必需的营养与抗体。但是母亲对新生儿乳汁摄入量的不确定性，往往导致新生儿能量摄入超过正常生长发育所需，新生儿的过度喂养将导致生命早期的肝胰岛素抵抗，这种抵抗将一直持续到成年，增加了日后罹患肥胖、胰岛素抵抗、肝脂肪变性和2型糖尿病等慢性疾病的风险。那么如何才能合理喂养呢？母亲纯母乳喂养信念的建立、产后母亲能得到医务人员及家庭的支持、降低产后母亲的疲劳和压力都有助于母亲合理喂养。

一、家人的支持

　　喂哺母乳的最初数星期内，哺乳的次数会较为频密。要达到成功喂哺母乳，母亲必须获得家人的适当支持和照顾。父亲和家庭中的其他成员，可以协助处理家务及照顾新生儿，让母亲在每次喂哺母乳后有足够的时间休息。

二、维持乳汁供应

　　新生儿吸吮乳房能刺激乳汁的产生，所以应避免给新生儿除乳汁以外的其他饮品（如开水等），以免影响新生儿的吸吮意欲，因而减少母亲的乳汁供应；母亲的营养要均衡，饿了便要进食，渴了便要饮水；足够的休息对哺乳的母亲十分重要。因此，她应该配合新生儿的睡眠时间，尽量争取休息；母亲应避免吸烟及饮酒，咖啡及茶亦应有所节制。服食任何药物前，必须咨询医生的意见。

三、喂哺母乳的技巧

（1）尽早开奶喂哺母乳（产后30min内）；按新生儿的需要喂哺；喂哺母乳时保持心情轻松愉快，并且要采取母婴双方都感到最舒适的姿势。

（2）喂哺前先洗手。抱着新生儿，使其贴近自己，新生儿的头部及身体应成一条直线，以乳头轻触新生儿的嘴唇，等他张大口时，便立即把他移向乳房。如果抱婴的姿势正确，新生儿的下巴应紧贴乳房，口部张开，双唇外翻，乳晕露出新生儿双唇的部分上面比下面多。

（3）吃饱后，新生儿会自动离开乳房，喂哺过程中若要把新生儿移离乳房时，切勿突然拉出乳头。可以把一只手指放入新生儿的嘴角，使吸力解除，然后轻轻将他移离乳房。

（4）切勿使用奶嘴或补配方奶粉来安抚正在哭闹的新生儿。轻声哼柔和的调子，或者抱着新生儿温柔地触拍，会更有效。

（5）喂饱后，应小心抱直新生儿，使其伏在母亲的肩膀上，一手轻拍新生儿背部，让新生儿轻轻打个嗝，驱除胃内气体，以防溢奶或吐奶。

四、避免新生儿吃得过饱

新生儿吃得太饱，吐奶及溢奶现象就会较为严重。因此，妈妈们可以掌握一些判断新生儿是否吃饱了的方法。例如，母乳喂养的新生儿，喂哺时间及次数都是按新生儿所需而定。初生后2～3周，每天新生儿平均吃奶约8～12次。当母乳分量增多时（约产后4～5天），新生儿的小便是清及浅色，一天约5～6次，而大便是黄色松软，一天约2次或以上；新生儿体重每周有120g以上的增长，即表示他已获得足够的乳汁。

五、避免在新生儿哭闹时喂奶

如果新生儿哭闹，不能急着喂奶。因为在哭的过程中，新生儿胃部吸入了大量空气。如果此时进行喂奶，容易造成新生儿吐奶、溢奶、肠胃不适或是其他严重情况的发生。因此，妈妈们需在安抚新生儿停止哭泣后才能够进行母乳喂养。

六、母乳是最好的食物

母乳是新生儿最宝贵的天然食物；母乳可令新生儿更健康地生长；喂哺母乳可增进母亲和新生儿之间的亲密感情。

第二节　新生儿脐部护理

脐带是胎儿与母体之间相互联系的桥梁。胎儿通过脐带来与母体进行气体的交换与物质的新陈代谢，并将母体营养输送给胎儿以满足其宫内生长发育需要。胎儿出生后，在无菌条件下进行断脐后便形成了创面，是细菌侵入新生儿体内的一个重要门户，轻者可造成新生儿的脐炎，重者还会导致败血症和死亡。因此，做好新生儿脐部护理至关重要。

一、脐带未脱落之前的护理

（1）在护理脐带部位时一定要洗手。

（2）在脐带脱落前，避免让脐带沾水。沐浴前用防水脐贴紧贴肚脐。婴儿沐浴后，用毛巾抹干身体，保持脐带及周围皮肤清洁干爽，将防水脐贴撕掉，用生理盐水或75%酒精清洁消毒肚脐，由内向外，直径约5cm，最后用干棉枝擦干。注意如棉签脏了，应及时换掉，不要用脏的棉签反复擦拭，否则可能会造成感染。

（3）脐带及其周围皮肤要保持干燥清洁，特别注意不要将尿布盖到脐部，避免尿液或粪便污染脐部创面。

二、脐带脱落之后的护理

（1）保持肚脐干爽。宝宝的脐带在脱落前或刚脱落脐窝还没干燥时，一定要保证脐带和脐窝的干燥，脐带一旦被水或尿液浸湿，要马上用干棉球或干净柔软的纱布擦干，然后用生理盐水或75%酒精清洁消毒。

（2）不要让纸尿裤或衣服摩擦脐带残端。脐带未脱或刚脱落时，要避免衣服和纸尿裤对宝宝脐部的刺激。可以将纸尿裤前面的上端往下翻一些，或使用露脐尿布（详见图6-1）以减少纸尿裤对脐带残端的摩擦。

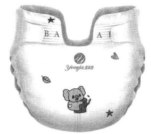

图6-1　露脐尿布

（3）一般情况下，宝宝的脐带会慢慢变黑、变硬，1～2周后脱落。如果宝宝的脐带2周后仍未脱落，要仔细观察脐带的情况，只要没有感染迹象（如无红肿或化脓，无大量液体渗出），就不需处理。另外，可以用75%酒精给宝宝擦拭脐窝，使脐带残端保持干燥，加速脐带残端脱落和肚脐愈合。

（4）脐带残端渗出清亮的或淡黄色黏稠的液体，是脐带残端在愈合过程中渗出的液体，属于正常现象。脐带自然脱落后，脐窝会有些潮湿，并有少许米汤样液体渗出，这是脐带脱落的表面还没有完全长好，肉芽组织里的液体渗出所致，用75%酒精消毒，一般每天消毒2次即可。如果肚脐的渗出液像脓液或有恶臭味，说明脐部可能出现了感染，要带宝宝去医院就诊。

（5）在脐带残端脱落的过程中，肚脐周围常常会出现轻微的发红，这是正常现象，不用担心。如肚脐和周围皮肤变得很红，皮肤温度升高，那很可能是出现了肚脐感染，要及时带宝宝去医院就诊。

三、如出现以下情况需及时带婴儿就诊

（1）新生儿发烧或表现出不愿意吃奶、吐奶、哭闹不安、腹泻等症状。

（2）新生儿脐部及附近区域肿胀或发红。

（3）脐带残端的根部有脓液。

第三节　新生儿皮肤护理

皮肤具有保护功能，是人体与外界接触的防御屏障。新生儿的皮肤比较细嫩，对外界的刺激较敏感。在日常照顾中稍有不慎就会引起其皮肤受损的情况。因此，正确的新生儿皮肤护理十分必要。

一、头部护理

新生儿在刚出生的时候，头部皮肤表面会有一层黄白色的物质，这种物质被称作是"胎脂"，只用清水给新生儿洗头的话，很难洗干净，如果用手指甲刮会对新生儿的头皮造成损伤，严重时还会引起感染。那么如何才能有效清除这层胎脂呢？可以将新生儿润肤油涂抹在有胎脂的部位，保留15s左右，用小梳子或纱布进行轻微的擦拭，将脱落的胎脂擦拭干净，然后使用新生儿专用洗发水进行清洗。在清洗的过程

中，注意保护新生儿的眼睛，可选择无泪配方的洗发液。

二、面部护理

新生儿面部的皮肤非常娇嫩，在进行面部清洁的时候，要将室内的温度保持在20～25℃，水温维持在37～40℃。一般是左臂抱起新生儿，并且用左肘夹紧其臀部，用左手托好新生儿的头颈部，同时用拇指和中指压住双耳，避免在洗脸的过程中水进入耳道当中。在对新生儿的鼻腔和外耳进行清洁时，要采用轻柔的动作，以免伤到新生儿皮肤。清洗眼睛和嘴巴区域的时候，每擦拭过一个部位都要清洗小毛巾，避免出现交叉感染的现象。

三、鼻部护理

新生儿的鼻黏膜血管非常丰富，容易出现充血和水肿的情况，会影响新生儿的呼吸。新生儿鼻腔内分泌物常常汇集成一团，在对新生儿的鼻腔分泌物进行清理的时候，要先将鼻痂软化，用消毒棉蘸取清水进行处理，不要用镊子或牙签挖取，以免损伤鼻黏膜，可用细小的棉签捻紧沾湿后清洁鼻腔，刺激鼻腔致使小儿打喷嚏，利于分泌物的排出。

四、臀部护理

新生儿的臀部皮肤很娇嫩，如果尿湿过度、尿片不透气、护理不当，容易引起红臀或尿布疹甚至还会发生尿路感染，因此为更好地保持新生儿臀部皮肤清洁干燥，大小便后要及时清洗臀部，更换尿布。清洗臀部时如果臀部上有粪渍，先用新生儿柔润纸巾擦净，再用小毛巾从上向下洗，先洗尿道口处，再洗肛门周围，防止肛门部位的细菌污染尿道口，对于女婴来说"尿道—肛周"的清洗顺序可以避免尿道感染，每次洗完臀部后要注意检查尿道口、会阴部及肛门周围，再薄薄地涂上一层新生儿护臀霜，保持臀部皮肤干爽，避免红臀。

五、沐浴后皮肤护理

新生儿皮肤娇嫩，沐浴后水分丢失多易干燥，在沐浴后5min内，当皮肤在还处于湿润状态的时候涂抹润肤乳可增加皮肤含水量，维持角质层完整性并加强皮肤屏障功能。另外，不建议新生儿使用爽身粉，可通过调节室内温度，减少出汗量防止夏季长痱子。

第四节　新生儿常见问题处理

一、新生儿大小便

（一）大便

（1）新生婴儿出生后数小时内开始排便，前一两天的大便呈糊状，墨绿色，称为胎便，约出生2～3天排完，后逐渐转为黄色。若出生后24h仍未排胎便，应排除肛门闭锁或其他消化道畸形。

（2）母乳喂养婴儿大便较稀烂，次数较多，初生婴儿每天可有8～10次的大便，随着婴儿逐渐长大，排便次数减少，只要大便质地湿软都属正常。

（3）人工喂养婴儿大便分量较多，次数较规律。

（4）若出现大便频密，呈水状、带黏液或血丝等腹泻症状，应及时就医。

（5）若出现原因不明便秘或排便困难，应及时就医，切勿自行使用泻药或使用肛用泄剂。

（二）小便

（1）新生儿出生后24h内开始排尿，少数在48h内。

（2）出生一周内每天排尿可达20次。

二、新生儿黄疸

（1）生理性黄疸：足月新生儿出生后2～3天可出现生理性黄疸，4～5天达高峰，5～7天消退，最迟不超过2周，新生儿一般情况良好。

（2）病理性黄疸：若新生儿出生后24h内便出现黄疸，胆红素每天上升速度过快，黄疸持续时间长，超过2周，黄疸退而复现，可能出现病理性黄疸，应及时就医，尽早处理。

（3）母乳性黄疸：指母乳喂养的新生儿在出生后1～3个月内仍有黄疸，确切机制尚不完全清楚，表现为以未结合胆红素升高为主的高胆红素血症。有研究表明，可能部分妇女母乳中的葡萄糖醛酸酐酶水平较高，可在肠道通过增加肠葡萄糖醛酸与胆红素的分离，使未结合胆红素被肠道再吸收，因而增加了肝脏处理胆红素的负担。母乳性黄疸一般不需任何治疗，停喂母乳24～48h后黄疸可明显减轻，但一般不提倡。也有研究表明通过调整母亲膳食结构来改善母乳成分，增加富含DHA等长链不饱和脂肪酸，减少中链饱和脂肪酸的摄入，如产后减少猪蹄汤、牛油等动物脂肪摄入的同时，增加蔬菜、水果、坚果、鱼油等食物，可能在一定程度上减少新生儿母乳性黄疸的发生。如胆红素水平升高达到光疗标准时，应给予处理。

三、新生儿吐奶

足月新生儿吞咽功能已经完善，但食管下端括约肌松弛，胃呈水平位，而幽门括约肌比较发达，因此容易发生溢奶及呕吐。日常喂养摄食过量，快速吞咽，吸入较多的空气，奶嘴孔过大以致奶汁流入太急，奶嘴孔过小，吸入奶少空气多，牛奶太烫或太冷，喂奶后过多翻动婴儿等，均可引起溢奶或呕吐。因此，为了避免溢乳和呕吐，应该注意适量喂养，少量多餐，喂奶后可将宝宝竖抱趴在肩膀上，轻拍孩子背部，以排出胃里的空气，不摇晃、翻动宝宝。同时人工喂养宝宝应注意选择合适的奶嘴。

四、新生儿打嗝

新生儿常有打嗝现象，属正常现象。由于婴幼儿神经系统发育不完善，膈肌运动受自主神经控制，因此当婴儿受到轻微刺激时，如空气吸入、进食太快、吸奶时吞入过多空气、进食过饱等，均可导致新生儿出现打嗝现象。此时，可将新生儿头抬高，轻拍背部，将胃里的空气排出，或者让其多吸吮乳房一会，喂少许温水等，均可起到缓解打嗝的作用。

第七章

助产士门诊
精品课程

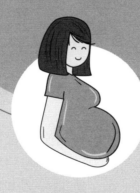

第一节　产前运动课程

本节主要介绍孕妇瑜伽、分娩球运动和动感分娩操三大运动的动作要领及注意事项、禁忌证等。可在妊娠期及分娩时运用，能有效锻炼肢体、缓解分娩产痛，并促进产程进展。通过快、中、慢不同的运动速度产生不同的运动量，让孕产妇得到更适合自己的运动指导，保证孕产妇的运动更规范、有效，并且安全、合理。

一、孕妇瑜伽

瑜伽（yoga）是一个通过提升意识，帮助人类充分发挥潜能的体系。瑜伽姿势运用古老而易于掌握的技巧，帮助人们改善生理、心理、情感和精神方面的能力，是一种达到身 体、心灵与精神和谐统一的运动方式。孕妇瑜伽是一类为孕妇量身定制的瑜伽，比普通的瑜伽更舒适，动作也相对简单。妊娠期练习瑜伽可以增强自身的体力和肌肉张力，增强身体平衡感，强健和伸展在分娩时会用到的肌肉和关节。同时，有助于缓解紧张的情绪和妊娠期带来的腰酸背痛等问题，并减轻分娩时的疼痛。练习瑜伽还可以加速血液循环，帮助控制呼吸。妊娠期练习瑜伽要遵循安全原则，在专业人士的指导下练习，以保证安全，并用心感受身体对姿势练习的反应，但是任何动作都应以孕妇的舒适度为前提。需要注意的是，瑜伽并不是使怀孕和分娩更为安全顺利的唯一方式，但瑜伽可以让这个过程变得轻松简单，并有助于孕妇在产前保持平和的心态。运动时长可根据孕妇自身情况循序渐进。

（一）优点

（1）有助于调节骨盆。

（2）有助于锻炼心肺功能。

（3）配合呼吸，放松肌肉。

（4）缓解精神压力。

（5）可伸展、强健肌肉，帮助分娩。

（6）保持体形，改善浮肿。

（二）注意事项

（1）以下动作不宜进行。①后弯类动作。这类动作会让背部承受的压力变大。②腹部着地动作。这类动作会给孕妇腹部带来更大的负担，应该避免。③深度扭转类、倒立类动作。

（2）孕妇练习瑜伽要做到适度锻炼，运动时请穿宽松运动服、防滑鞋袜。

（3）请在专业人士指导下进行。

二、分娩球运动

分娩球最早称为"瑞士球"，又称理疗球。它是一个直径45～85cm的弹性橡胶球。该方式最早用于新生儿和婴儿的治疗项目，后来用于运动训练。分娩球在妊娠期和分娩期都可以使用，是孕产妇练习较多的一项运动。此套分娩球运动较孕妇瑜伽在运动强度上稍有增加。妊娠期练习分娩球运动能够改善孕妇的心肺功能，增强腰部、背部和腹部的肌肉力量，缓解骶尾部疼痛。强韧的腹肌能够给子宫和胎儿提供重要的支撑，腹肌会在怀孕时由于孕产妇不断地锻炼而更容易伸长，在分娩结束后也可使腹肌和盆腔内容物迅速恢复到妊娠前的状态，协助体形的恢复。在一定程度上也能够减轻或预防因胎儿压迫产妇脊柱而导致的背痛，缓解妊娠期久坐导致的骶尾部疼痛。分娩期使用分娩球有助于产程中胎头下降，促使胎头进入骨盆。产妇直立坐在球上，通过运动帮助胎儿更好地进行内旋转，同时也可以使产妇感到更舒适。产妇坐在球上，把上臂放在床尾、桌上或其他稳定的可以提供支撑的物体表面，在宫缩的时候，轻轻地在分娩球上进行运动，不仅能够使产妇感到更加舒适，还能有助于自然分娩。同时，分娩球运动还可以放松骨盆关节韧带，扩大骨盆各条径线，促进胎儿头部下降，纠正异常胎方位，使产妇在第二产程时更好地发力，加快产程进展。在分娩期此运动配合其他物理减痛工具同时使用时，减痛效果更佳。

（一）优点

（1）妊娠期间，孕妇的身体会有一定的改变，这些改变会影响她们的平衡能力、协调能力和体形。使用分娩球可以提高孕产妇的身体平衡和协调能力，改善孕产妇的身体形态。

（2）分娩球在一定程度上能够改善孕妇的心肺功能、肌肉力量和柔韧性。在运动的同时，增加一些特殊肌肉组织（受怀孕体形改变所影响的组织，如背部下方和跟腱等）的柔韧性是分娩球独特的健身益处。

（3）分娩球可以使锻炼过程充满乐趣，增加娱乐的元素，且可由使用者自行掌控运动节奏和方向，从而缓解压力和紧张。

（4）分娩球相比椅子和沙发更舒适。

（5）分娩球可以刺激脊柱附近起支撑作用的深层肌肉，使其保持韧性，从而保护背部。

（6）临床观察表明，怀孕早期使用分娩球进行运动可以降低孕晚期背部疼痛的发生率，增加腹肌的柔韧性，使用分娩球进行运动可以避免其他锻炼方式产生的骨盆底的压迫感，还能增加稳定性。

（7）使用分娩球进行孕期运动可以减少孕产妇腰背部不适的发生。

（二）注意事项

1. 分娩球的选择及检查

（1）推荐使用"防爆"球，这种分娩球即使被刺破，球内的压力也不会突然下降。

（2）检查缓慢放气系统。如需放气，则应使用撬塞器放气。

（3）检查有无破损，如有破损，勿尝试修补，应及时更换。

（4）注意分娩球可承受的重量。

（5）使用前检查球的表面是否完整、有无潮湿。

2. 运动前环境的准备

（1）勿将分娩球暴露在极端温度的环境中。

（2）移走周围危险的物件，在较为空旷的地方使用分娩球进行运动，避免被周围物体阻挡。

（3）使用防滑软垫、瑜伽垫时，不要在粗糙表面上使用。

3. 运动前个人的准备

（1）穿着宽松、合适的衣物。

（2）使用前进行5min的热身运动。

（3）配合呼吸，放松身体。

4. 运动时的注意事项

（1）孕产妇首次使用分娩球时必须在专业人士指导下进行，熟练掌握后建议在家属陪护下使用分娩球。

（2）上下分娩球时须加倍小心，避免踮脚练习，需从球的正面坐在球上，不要从后方跨坐。

（3）如果运动时出现任何疼痛或不适，要立即停止。

（4）每次锻炼的时候保持呼吸均匀、通畅。

（5）避免长时间站立，必要时可以休息。

（6）每运动一段时间后即时补充水分，少量多次。

三、动感分娩操

分娩操是针对孕产妇这一特殊群体进行的科学、安全、合理、有效的一套运动。分娩操由围生专家和运动专家结合孕妇的生理变化、胎儿生长发育的要求和妊娠期特殊性等创编的一套运动，适合围产期练习，并经过临床验证，填补了我国分娩操几乎无临床验证的空白，旨在为临床制定科学、安全、合理的妊娠期运动方案提供参考。分娩操跟随音乐进行有节律的安全运动，它优化、丰富妊娠期运动方式，在妊娠期能带动孕产妇的情绪，减少孕产妇对分娩的恐惧感，增强孕产妇对分娩的信心，促进家庭和睦。在分娩期能调动产妇主观能动性，积极参与运动，减轻宫缩疼痛，促进胎先露下降及产程进展。分娩操在运动强度方面较孕妇瑜伽和分娩球运动稍大，因此建议孕妇在妊娠期应循序渐进地进行运动，避免拉伤肌肉和韧带。

（一）优点

（1）控制孕产妇的体重增长及胎儿大小。

（2）维持孕产妇体形，改善心肺功能，缓解孕产妇焦虑不安的情绪。

（3）增强盆底肌功能，改善孕产妇尿失禁的问题。

（4）改善孕产妇腰背部疼痛。

（5）纠正胎位不正，刺激胎儿的新陈代谢与各器官发育，增加顺产率，降低剖宫产率。

（6）减少产后并发症，如产后出血、新生儿窒息、会阴侧切及产后抑郁的发生。

（7）分娩期能缓解宫缩疼痛，促进产程进展。

（二）注意事项

（1）首次进行分娩操运动必须在专业人士评估及指导下进行，熟练后建议运动时有家属陪护，保证安全。

（2）必须要有孕期运动基础的孕妇才能学习此运动。

（3）如果运动时发生任何疼痛或不适，要立即停止，同时请专业人士评估。

（4）移走周围危险的物件，在较为空旷、防滑的地方进行运动，避免被阻挡。

（5）穿着宽松、合适的衣物，以及防滑鞋、袜。

（6）运动前应进行充分的热身运动。

（7）每次锻炼时注意保持均匀呼吸，保持呼吸的通畅。

（8）运动后即时补充水分，少量多次饮水。

（9）避免长时间运动，必要时可以休息。

（10）配合呼吸，放松身体。

四、产前运动的禁忌证

（1）母亲因素，如宫颈功能不全、宫颈环扎术后、妊娠期高血压疾病、癫痫、严重心肺疾病、肥胖症、超低体质量、甲状腺功能亢进等。

（2）妊娠并发症，如前置胎盘、胎盘早剥、多胎妊娠、早产、不稳定胎位（臀位、横位等）、重度贫血、妊娠中晚期持续阴道出血等。

（3）胎儿因素，如胎心异常、羊水Ⅱ°污染。

（4）药物使用，如使用哌替啶4h内。

（5）无痛分娩（采用椎管内麻醉）者。

第二节 助产士群组保健模式

一、定义

　　中心群组化母婴保健是在传统孕期保健的基础上进一步提升的群组化模式的访视和照顾，通过医疗人员介入，孕妇共同分享和学习彼此的经验并参与的以自我为主导的母婴保健模式。群组模式的核心是解决孕妇自身及其家庭当下的疑虑。

二、意义

（一）对孕产妇及家属的意义

　　（1）能帮助每一位女性体验怀孕及分娩的过程。

　　（2）使妇女能够了解自己的健康状况和医疗选择。

　　（3）创造与其他孕妇建立关系的机会。

　　（4）为小组成员之间提供创造性解决问题的机会。

　　（5）用90～120min的互动取代5～10min的门诊就诊，让妇女有更充分的时间去解决内心的疑惑。

　　（6）有助于改善生育和其他健康结局。

　　（7）为孕妇及其家庭提供更有趣的学习模式。

助产士门诊手册

（二）对临床医护人员的意义

（1）能够帮助临床从业人员改变仅以风险评估或教育为主的观点，重新定义医疗保健服务，形成多个方面的更全面的健康宣教模式。

（2）减少人力的同时提高了工作效率。

（3）是一个相互学习和增进理解的时期。

（4）提供合作互助。

（5）有效利用时间。

（6）带来更好的妊娠结局。

（7）促进个人进步与专业提升。

（三）对医疗机构的意义

（1）更具有成本效益，可在降低人力成本的同时保证孕产妇健康教育的质量。

（2）为医院提供一个新颖的孕期教育模式，可增加就诊人数。

（3）有助于提高患者与医疗保健人员的满意度。

（4）促进更好的妊娠结局，打造助产士门诊服务品牌，提高医院知名度。

三、开展流程

（一）孕妇预约（孕周相近的8～12对孕妇及家属）

助产士准备物资，门诊布置场地（具有独立空间、舒适温馨且柔和的音乐、舒服的椅子、教学模具）。

（二）孕妇签到

孕妇测量生命体征、胎心并录入完善信息。

（三）开始课程（孕妇及家属、助产士围成一圈而坐）

孕妇提出心中疑虑，各参与者解答提出的问题并讨论，助产士汇总。当孕妇不知如何提出问题时可使用道具提示提问（助产士根据孕周决定活动内容，提前准备好道具）。

（四）课间休息（可进食小点心等补充体力）

可进行小游戏（如大风吹游戏、"猜猜猜"游戏环节、数字游戏等）。

（五）继续课程

课程结束后总结（所有孕妇和助产士手拉手围成圈，一起举高双手大声说出自己的分娩宣言。增加各位孕妇分娩的信心）。课后特殊个体辅导。

（六）整理物资

四、产妇问题道具的提示词

如：腰背疼痛、难以呼吸、多余的唾液、手或脚肿胀、感到头晕目眩、口腔健康、健康饮食、缓解压力、饮酒/药物、时间管理、吸烟、活动、体重、运动、头痛、毒品、安全性行为、皮肤瘙痒、体育锻炼、支持系统、腹痛、累、乳房/乳头痛、便秘/腹泻、心情变了、静脉曲张、阴道分泌物、抽筋、胃灼热感等。

五、注意事项

（1）会前制定规矩。

（2）在群体内做健康评估（注意隐私、规范化评估）。

（3）积极调动参与者参与自我护理活动。

（4）每次活动、每个环节都要有计划、主题（压力管理、分娩计划、营养、舒适与安全、婴儿护理）。

（5）助产士不仅是助产士，还是主持人，要控制大局，调动每个孕妇的积极性。

（6）助产士和孕妇坐在一起，大家平等交流分享。

（7）助产士学会倾听：当一个人说话时，所有人安静倾听。

（8）相互尊重，不批判。

六、服务内容

（一）自助式评估检查

目的：提高自我保健的能力和兴趣，增强孕期保健的意识。

（二）群组领域的健康评估

包括健康数据的全面评估，胎儿评估和其他个人问题的评估。

（三）讨论式健康教育

小组成员互动学习，相互讨论，人人参与，使健康教育更有说服力。

（四）全面的社会支持

（1）医护的支持。

（2）同伴的支持。

（3）家属的支持。

七、助产士群组化保健模式开展

见表6-1。

表6-1　助产士群组化保健课程

时间	讨论内容	目标	授课方式
孕早期（每四周一次）	（1）科学认识自然分娩（2）妊娠期饮食（3）妊娠期运动（4）体质量管理	帮助孕妇纠正错误的认知，调整饮食结构和摄入量，养成良好的运动习惯和生活习惯，合理控制妊娠期增重	小组讨论、实际操作（运动），食物
孕中期（每两周一次）	（1）妊娠期心理调适和孕晚期保健（2）非药物镇痛（3）自由体位分娩（4）音乐疗法	继续营养教育，帮助孕妇正确认识分娩痛和产程中的减痛措施，调节妊娠期不良情绪变化，树立自然分娩的信念	小组讨论、实际操作（呼吸按摩），能量转换知识（展示）

续表

时间	讨论内容	目标	授课方式
孕晚期（每周一次）	（1）产房环境 （2）产程中饮食管理 （3）家属陪伴分娩 （4）新生儿护理及母乳喂养	继续营养教育，了解产房环境、临产征兆和应对措施，指导家属做好分娩期的陪护工作，为新生儿的诞生做好前期准备	小组讨论；实际操作（新生儿护理），情景模拟（分娩过程的角色扮演）

第三节　音乐胎教及音乐镇痛分娩

音乐是最好的胎教，音乐通过母体的神经系统传递到胎儿未成熟的大脑，对其发育成熟起到良性的效应。在胎儿的几种感觉器官中，最为发达的就是听觉系统，胎儿具备了听力后，就能感受声音刺激，并做出反应。音乐胎教就是利用胎儿敏锐的听觉，给予胎儿良好而和谐的声音刺激，促进胎儿神经系统的健康发育，达到优生优育的目的。妊娠期使用科学的音乐疏导方法，还可帮助孕妇减轻妊娠反应。产前听音乐可减缓焦虑、紧张、恐惧等负面情绪。分娩中听音乐可减缓分娩疼痛，产后听音乐可帮助产妇更好地睡眠和催乳，同时促进亲子关系。

一、音乐镇痛原理

（一）疼痛中枢抑制理论

（1）人类的大脑皮层有一个重要的机制，就是当一个神经中枢兴奋之后，会抑制周围其他的神经中枢。

（2）人的听觉中枢与痛觉中枢都处于大脑的颞叶位置，距离非常近，所以人在听音乐时激活了听觉中枢的同时，也就压制了痛觉神经中枢的兴奋。

（二）多巴胺、内啡肽理论

科学实验已经证实，人在听音乐时体内血液中的一种重要生物化学物质——内啡肽的含量会明显升高，在体验愉悦的音乐过程中，情绪得到改变，大脑的奖赏系统会促进多巴胺的分泌。

（三）闸门理论

当音乐或积极信号占据一部分"痛阈"神经通路时，愉悦感受分散并转移疼痛感受，改变"耐痛阈值"，疼痛感降低。

二、音乐胎教与音乐镇痛分娩课程的流程

（1）孕妇预约（根据场地大小定预约孕妇、家属人数，根据孕周选择相应的课程）。

（2）助产士准备物资（舒适温馨的音乐、舒服的椅子、教学模具、孕妇舞蹈裙）。

（3）门诊布置场地（独立可活动的空间）

（4）孕妇签到。

（5）孕妇测量生命体征、胎心，录入完善信息。

（6）建立本次活动参与者微信群（用于音乐及课程内容分享）。

（7）开始课程，带领孕妇聆听音乐展开想象、舞动身体等。

（8）总结，分娩宣言，颁奖。

（9）整理物资。

三、课程目标

（一）孕妇及家属

（1）孕妇能通过音乐引导自我调节情绪、舒缓压力，享受怀孕的过程，自我暗示，增强对顺产的信心。

（2）通过课程培训，增加丈夫的参与感，增强夫妻感情，有利于家庭和谐。

（3）通过特定的音乐引导，使孕妇对产程有较全面的了解，以及对分娩疼痛有积极的应对技巧。

（4）通过课程的绘画环节，使孕妇及家属充分地表达自己内心的情感及对未来的憧憬，增强夫妻间的沟通。

（5）通过课程增加孕妇及家属对医护人员的信任感。

（二）医护人员

（1）将妊娠期知识及分娩知识轻松、有效地传递给孕妇及家属，减少医患纠纷。

（2）医护人员可更加贴近孕妇，进一步了解孕妇的内心需求，解答其疑惑。

（3）为医院提供一个新颖的孕期教育方式，可增加就诊人数，提高经济效益。

（4）有助于提高患者与医疗保健人员的满意度。

（5）促进更好的妊娠结局，打造助产士门诊服务品牌，提高医院知名度。

四、音乐镇痛分娩课程设置（供参考）

见表6-2、表6-3。

表6-2　音乐镇痛分娩课程表（一）

时间	课程名称	课程内容	注意事项
9:00—9:40	音乐胎教	（1）音乐引导想象 （2）音乐作品聆听 （3）亲子音乐浴	手机下载音乐播放器 蓝牙音响
10:00—10:40	音乐镇痛分娩	音乐律动	（1）穿宽松衣裤，上衣不过膝盖，不穿裙子 （2）水杯，擦汗巾
11:00—11:40	音乐镇痛分娩	音乐按摩与抚触	
		休息	
14:30—15:10	音乐胎教	（1）歌唱与哼鸣 （2）献给宝宝的歌	水杯、手机、自备歌曲
15:20—16:00	音乐镇痛分娩	多维音乐呼吸镇痛	
16:00—16:40	音乐镇痛分娩	（1）妊娠期好睡眠 （2）肌肉渐进式音乐放松	带一件可覆盖的毛巾毯

表6-3　音乐镇痛分娩课程表（二）

时间	课程名称	课程内容	注意事项
9:00—9:40	音乐胎教	配乐诗词朗诵	自备熟悉和喜欢的诗词
10:00—10:40	音乐镇痛分娩	自由体位中音乐曼舞	（1）穿宽松衣裤，上衣不过膝盖，不穿裙子（2）水杯，擦汗巾
11:00—11:40	音乐镇痛分娩	生育舞蹈	
		休息	
14:30—15:10	音乐胎教	音乐绘画与视觉传达	水杯、手机
15:20—16:00	音乐镇痛分娩	第一、第二产程音乐镇痛模拟演练	（1）穿宽松衣裤，上衣不过膝盖，不穿裙子（2）水杯，擦汗巾
16:20—16:40	音乐镇痛分娩	分娩宣言、颁奖，结业典礼	

备注：自由体位中音乐曼舞及生育舞蹈的注意事项及禁忌证参考本章第一节《产前运动》。

第八章
助产士门诊
规章制度

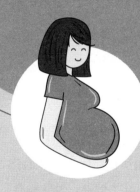

第一节　助产士门诊制度与职责

一、助产士门诊制度

助产士门诊必须建立出诊人员职责、出诊人员行为标准、各项技术操作规范、工作流程、会诊及转诊、健康教育、统计上报、孕产妇知情同意等制度。

二、助产士门诊职责

（1）为孕妇提供产前、产时、产后连续性服务。

（2）协助分娩计划的制订。

（3）减痛分娩方法的学习。

（4）提供妊娠期饮食、体重管理的指导。

（5）提供产褥期母儿护理、母乳喂养、父母角色的适应指导等。

（6）与医生合作开展臀位、瘢痕子宫、双胎三类高风险孕妇阴道分娩咨询，并协助联系医生继续跟进。

（7）完善各项资料的整理及建档。

第二节 助产士门诊出诊资质要求

一、出诊人员资质符合要求

（1）取得"中华人民共和国护士执业证书"及助产技术的"母婴保健技术合格证书"。

（2）大专以上学历，主管护师以上职称，10年以上产前、产时、产后工作经验。

（3）具有心理咨询、营养咨询、母乳喂养咨询相关培训班结业证书。

二、人员培训要求

（1）接受助产专业培训，具有识别妊娠高危因素及应急处理的能力。

（2）助产士门诊出诊人员每年至少接受一次市级妇幼健康教育相关培训，且培训合格。

（3）助产士门诊出诊人员每年至少接受或参加一次区县级及以上孕妇学校业务技能方面的培训、交流。

（4）热衷服务于助产专业，具有敬业精神。

（5）善于沟通，具有一定的组织、协调能力。

第三节 助产士门诊接诊及转诊/转介标准

一、接诊标准

备孕妇女、有阴道分娩需求的低危产妇、低危产褥期妇女。

二、转诊/转介标准

（1）由于孕产妇是正常看产科医生产检，所以无须转介产科医生。

（2）体重管理专科。

孕前BMI≤18.5kg/m²或者孕前BMI≥24.9kg/m²的孕产妇，体重超过正常范围，在饮食指导一周后体重和膳食没有改善者需同时看体重管理专科。

（3）内分泌/糖尿病护理专科。

产检期间凡是诊断为妊娠期糖尿病或糖尿病合并妊娠的孕产妇需同时看相关专科。

（4）心理专科。

被诊断为抑郁的患者；情绪低落、有自杀倾向的孕产妇；极度焦虑、恐惧、有复杂的家庭问题者等，在咨询过程中不能被疏导的孕产妇则建议前往心理专科进行专科评估。

（5）母乳喂养专科。

产后短期指导无效，需要较长时间指导母乳喂养者。

第四节　助产士门诊质量评价指标

助产士门诊质量评价指标包括以下内容。

（1）孕妇分娩方式的选择/剖宫产率。

（2）孕产妇的心理状态。

（3）孕产妇满意度。

（4）母婴分娩结局。

（5）住院期间纯母乳喂养率。

第五节　助产士门诊工作流程与内容

一、助产士门诊工作流程

（1）进入围产期教育门诊系统进行接诊操作。

（2）首次就诊孕妇建立助产士门诊健康咨询管理档案。

（3）首次就诊需启用"围产期教育门诊咨询计划表"，每次评估按照此表及孕周进行有针对性的个体化咨询，指导转介，安排课程如"陪产/导乐/分娩减痛""分娩的准备与配合""分娩旅行团""助产士门诊运动""助产士门诊群组化教育"及"音乐胎教与音乐镇痛疗法"等。

（4）追踪产妇的分娩结局。

（5）预约下次门诊的时间和内容，每月统计门诊的相关数据。

二、助产士门诊工作内容（供参考）

不同孕周的相关知识指导如下。

（一）16～18周——从孕妇角度出发

（1）心理护理，包括心理调整和孕期性生活。

（2）健康生活方式及不良习惯的改进。

（3）孕期运动及孕期体重变化。

（4）音乐胎教。

（二）18～24周——常见不适、生理改变、孕期照顾

（1）孕期身体改变及不适的应对策略。

（2）解释乳房的变化，检查乳房。

（3）讲解胎动重要性。

（4）讲解各类检查报告。

（5）回顾饮食运动，介绍孕期饮食运动注意事项。

（6）音乐胎教与音乐律动。

（三）24～28周——性安全、母乳喂养

（1）胎动监测指导。

（2）性生活感受以及性生活注意事项。

（3）考虑母乳喂养。

（4）识别早产迹象。

（5）回顾OGTT报告并解释结果。

（6）介绍按摩呼吸课程。

（四）28～30周——认识产程、温柔分娩、特殊处理

（1）监测胎动。

（2）了解分娩先兆、产程、分娩的准备。

（3）温柔分娩、分娩的注意事项。

（4）回顾饮食运动，介绍孕期饮食运动注意事项。

（五）30～32周——分娩决策、分娩经验、技巧

（1）介绍非药物减痛方法：孕期瑜伽、按摩呼吸。

（2）运动处方。

（3）为母乳喂养做好准备。

（4）音乐镇痛分娩。

（5）分娩计划书。

（六）32～34周——分娩技巧、出生后决策、新生儿护理

（1）介绍非药物减痛方法：分娩球运动、自由体位。

（2）讨论父亲在导乐陪产中的重要性。

（3）按摩呼吸练习。

（4）如何照顾宝宝。

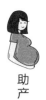

（七）34～36周——父母角色转变、情绪调整

（1）当我想到照顾宝宝……

（2）当我想到分娩……

（3）当我想到我的家庭……

（八）36～40周——做好一切准备、学习新生儿抚触技术

（1）识别临产。

（2）入院指征及流程。

（3）分娩用物准备。

（4）运动处方。

（5）产程介绍。

（6）新生儿护理指导。

（7）母乳喂养指导。

第六节　知 识 链 接

一、《助产士门诊临床实践指南》

（一）目的

本指南旨在规范助产士门诊的建设与管理，指导一线助产

士完成助产士门诊的工作，并通过与孕产妇建立伙伴关系，提供产前—产时—产后连续服务，减轻孕妇对分娩的恐惧心理，促进自然分娩，降低剖宫产率，维护母婴健康，并为助产士门诊工作提供科学的、基于循证的理论依据，形成规范化、系统化的助产士门诊实践指引。

（二）评估

1. 环境评估

1）诊室

独立空间，安全、温馨、舒适，空气流通清新，满足就诊、隐私保护。

2）卫生学标准

熟悉诊室卫生要求，完善医院感染管理制度建设，定期进行环境监测。

2. 人员评估

1）资质和能力

接诊助产士的资质和能力应满足临床实践要求，包括从业年限、资质、专业知识与实践能力、社会学知识与沟通能力。

2）理念与态度

具有正确的生育理念，能解读分娩的自然属性，引导孕产妇识别问题、自我自测、自我管理并适时寻求帮助，理解和包容不同文化背景下的多样性行为。

3. 基础条件评估

（1）有开设助产士门诊的相关准入规定并严格遵守。

（2）有开展工作的基础设施和设备。

（3）有完整高效的医疗机构运行系统。

（三）照护

1．原则

（1）遵守基本出诊规范。

（2）关注整体情况照护。

（3）重视持续质量改进。

2．工作内容

助产士门诊照护主体对象是孕产妇，其工作内容应围绕妊娠、分娩进行设定，主要包括如下内容。

1）评估

（1）快速评估：生命体征及有无危急症状。

（2）健康史评估：询问年龄、生育史、疾病既往史、个人史及家庭史。

（3）一般情况及专科情况评估：①了解备孕和受孕情况；②了解妊娠各阶段饮食、睡眠、休息及活动情况；③查看产科检查记录及报告；④评估妊娠期的变化与适应度；⑤评估是否存在高危征兆与倾向；⑥评估分娩经历、母乳喂养及产后康复等。

（4）评估对妊娠分娩知识的知晓程度、生育观念与服务需求。

2）照护

按就诊时的妊娠时期确定照护内容。

（1）备孕及妊娠早期照护：通过信息采集、症状及体征观察和辅助检查结果进行需求评估和问题诊断；通过辅助检查结果判读、提供咨询和指导；进行妊娠生理、早孕知识教育和早孕反应应对、妊娠期不良症状管理、流产的认识和预防、妊娠期营养和生活方式的指导；分享不同文化背景下的孕育观念；完成早期健康教育；建立助产士门诊健康咨询管理档案；协商制订妊娠期保健（产检）计划。

（2）孕中期照护：描述胎动现象及出现时间，说明胎动的意义并教会孕妇数胎动；按"孕期保健（产检）计划"指导完成规范产检；根据产检结果，正确预测胎儿宫内储备能力；根据母胎情况和需要，实施咨询、指导和转介。

（3）孕晚期照护：讲解分娩过程、自然分娩及母乳喂养的好处及常见问题应对方法，完成分娩准备教育；解读各项产科检查结果；正确判读胎心监护图形，包括无应激试验（NST）、催产素激素试验（OCT）和产时胎心监护图形；指导完成分娩计划的制订；必要时，转介到孕妇学校，完成相关课程的学习；转介到产房，了解分娩场所情况，熟悉环境，消除陌生感和紧张情绪，让孕妇与助产士结成伙伴关系。

（4）产褥期照护：根据产褥期不同系统的变化，分析产褥期妇女存在的健康问题并进行有针对性的健康指导；新生儿查体及护理咨询；门诊母乳喂养指导或转介；实施家庭访视或电话随访；产褥期心理疏导及早期发现抑郁症；其他异常情况的产妇转介。

（四）助产士门诊服务流程（见图8-1）

（1）建立助产士门诊健康咨询管理档案。

（2）协商制订孕期保健（产检）计划。

（3）预约下次门诊的时间和内容。

（4）根据情况和需求，实施咨询、指导和转介。

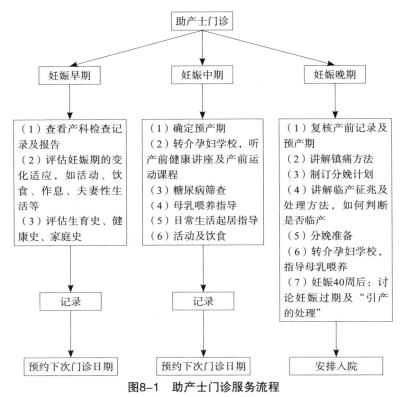

图8-1　助产士门诊服务流程

二、《广东省助产士门诊服务指南（试行）》

（一）基本条件

1．机构资质

（1）具有医疗机构执业许可证及母婴保健执业许可证（助产技术）。

（2）二级以上医疗保健机构。

（3）年分娩量≥1000人次。

2. 业务用房

（1）助产士门诊。设立专用门诊，邻近产科高危门诊；使用面积不少于12m²。

（2）孕妇学校。使用面积不少于35m²。

3. 设备设施

1）咨询门诊

检查床、截石位检查床、听诊器、血压计、体重（身高）计、体温计、多普勒胎心诊断仪、胎心听诊器、骨盆测量器、照明灯、窥器、无菌手套、软尺、电脑、冷暖空调、相关软件等。

2）孕妇学校

设施：根据参加孕妇学校人数配备一定的桌椅、黑板或屏幕、电教设备、电视机、冷暖空调等。

教具：乳房模型、新生儿模型、骨盆模型、营养食品模型、录像带、VCD、技术操作台、分娩球、沙发瑜伽垫等。

4. 人员资质要求

（1）具有护士执业证书。

（2）取得助产技术的母婴保健技术考核合格证书。

（3）从事助产专业工作10年以上。

（4）具有主管护师以上技术职称。

（5）接受心理咨询、营养咨询、母乳喂养咨询专业培训，取得结业证书或资格证书。

（6）接受助产专业培训，具有识别妊娠高危因素及应急处理的能力。

（7）具有一定的人际沟通能力与授课能力。

5. 规章制度要求

助产士门诊必须建立各项规章制度及操作常规，包括人员职责、人员行为准则、产科技术操作规范、工作流程、健康教育制度、质量控制制度、门诊档案管理制度、会诊及转诊制度、统计汇总及上报制度、孕产妇知情同意制度等。

（二）服务对象

正常（低危）孕产妇。

（三）服务范围

（1）孕产期健康教育和健康促进。

（2）孕前、孕期（早、中、晚）、产后产科咨询与指导。

（3）孕前、孕期（早、中、晚）、产后的产科检查。

（4）孕产妇高危因素的识别及转诊。

（5）孕产妇心理、营养（母乳喂养）咨询与指导。

（6）孕期、产时运动及产后康复运动指导。

（7）新生儿护理、儿童免疫接种咨询与指导。

（8）指导孕妇及家属制订分娩计划书。

（9）宣传婴幼儿千日免疫规划。

（10）建立助产士门诊档案，纳入产科档案统一管理。

（四）管理

（1）助产士门诊列为产科的专科门诊，业务由产科统一管理。

（2）医院应建立助产士门诊与医生门诊相互直接转诊制度。正常（低危）孕妇，应由医生门诊直接转诊介绍到助产士门诊；助产士门诊发现孕妇有高危因素应及时直接转诊到医生门诊。

（3）助产士门诊提供的服务项目，应根据助产士具备的核心能力及社会需求来选定，报经医院院长办公会议审定。随业务发展可逐步增加服务项目。

（4）产科检查包括临床检查和辅助检查（化验、超声等需要填写申请单的检查项目）。助产士可独立承担在产房承担的临床检查项目，其他临床检查项目应在医生指导下完成或完全由医生承担。辅助检查的申请单，可在医生指导下或医院授权由助产士填写申请，辅助检查结果的临床处理应由医生承担。

（5）孕产妇心理、营养（母乳喂养）咨询与指导应由经过高级助产士培训或类似专业培训合格者承担；取得心理咨询师、营养咨询师、母乳喂养咨询师资格者提供的相应服务可按专科门诊项目处理。

（6）初次开设助产士门诊，建议仅为孕36周以后的正常孕妇提供服务。随业务发展，逐步增加服务范围及服务项目。

（7）产房介绍、分娩姿势介绍、分娩减痛法（包括拉玛泽呼吸减痛法）等健康教育和健康促进内容应由助产士门诊的助产士承担。

（五）工作指引

本指引是根据《孕前保健、孕期保健指南》（第一版，中华医学会产科学分会产科学组）制订，供参考。各单位可根据实际情况做适当调整。

1. 孕前期

（1）提供孕前健康教育与咨询。

（2）在医生指导下或独立进行必要的孕前健康检查。

（3）进行健康状况评估和健康指导。

2. 孕早期

（1）计算预产期。

（2）介绍孕期监护、管理及就诊流程。

（3）进行孕妇档案登记。

（4）介绍助产士门诊的运作模式。

（5）进行孕期营养评估并进行营养指导。

（6）进行心理咨询与心理指导。

（7）建立围产期保健手册。

（8）指导孕妇补充叶酸。

（9）制订孕期健康教育计划，并开展孕早期健康教育。

（10）评估孕妇的家庭支持情况，指导建立良好的支持系统。

（11）确定联系方式，发放相关孕期健康教育资料。

（12）指导孕妇及其家属制订儿童千日免疫规划。

（13）在医生指导下进行必要的孕早期医学检查。

（14）及时评估高危妊娠因素并转诊到医生门诊。

3. 孕中期

（1）核定预产期。

（2）进行母乳喂养知识的咨询与指导。

（3）进行孕期运动教育与指导。

（4）进行孕中期营养教育与指导。

（5）进行心理咨询与心理指导。

（6）指导孕妇自我监护。

（7）体重管理。

（8）按拟订的孕期健康教育计划开展孕中期健康教育。

（9）进行胎儿监护教育与指导。

（10）在医生指导下进行必要的孕中期医学检查。

（11）及时评估高危妊娠因素并转诊到医生门诊。

4．孕晚期

（1）核定预产期。

（2）进行母乳喂养知识的咨询与指导。

（3）进行孕晚期运动教育与指导。

（4）进行孕晚期营养教育与指导。

（5）指导孕妇自我监护。

（6）体重管理。

（7）按孕期健康教育计划开展孕晚期健康教育。

（8）组织孕妇及其家属参观产房，介绍有关事项。

（9）指导孕妇及其家属制订个体分娩计划。

（10）告知孕妇入院时需准备的物品及文件。

（11）在医生指导下进行必要的孕晚期医学检查。

（12）及时评估高危妊娠因素并转诊到医生门诊。

5．产褥期

（1）产褥期保健的咨询与指导，实施家庭访视或电话咨询。

（2）母乳喂养知识咨询与指导。

（3）产后康复运动与体重管理。

（4）产后营养指导。

（5）产褥期心理咨询与指导。

（6）家庭支持咨询与指导。

（7）及时评估高危因素，转诊到医生门诊。

（8）新生儿监护指导与疫苗接种指导。

（9）避孕咨询与指导。

（10）对母婴进行系统监护、指导，并及时收集相关信息，进行统计、分析、上报。

（广东省助产协会）

第九章

疫情背景下孕产妇防控策略

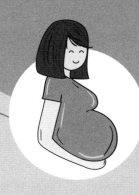

自2019年12月起，"2019新型冠状病毒"（2019-nCoV）感染迅速流行。鉴于2019-nCoV感染传染性强，有一定致死率，2020年1月我国将此病列为乙类传染病、按甲类传染病管理，目前已采取有效的感染控制措施，按国际标准隔离暴露者、疑似病例，不断更新诊疗流程，以及开展公共教育。孕产妇为2019-nCoV的易感人群，更易出现并发症，甚至进展为重症。如何把控分娩时机、分娩前准备、产时感染防护、剖宫产指征、麻醉方式、新生儿管理等均是临床应该重视的方面。

第一节　产检及就诊注意事项

（一）正常产检注意事项

疫情高发期间的孕产妇建议实行"线上+线下""医院内+医院外"的统一管理模式，有合并症的孕妇请及时进行网络挂号预约产检；无合并症的孕妇可自我监测胎动，确保安全的情况下可适当延后产检。

（1）评估自身高危因素，减少不必要的线下产检。跟产科医生协商后适当延后产检时间，居家期间应密切注意胎动变化。

（2）线上咨询医生，充分利用互联网资源。有条件的医院尽量提供24h网上免费咨询，充分满足孕产妇的孕期需求。

（3）去医院线下就诊之前，应咨询产检医生，了解产检内容，减少不必要的等候，以及缩短在医院内就诊时间。

（二）特殊情况的就诊注意事项

出现不明原因腹痛、腹胀、阴道流液、阴道出血、头晕、头痛、孕32周后胎动异常等症状，应该立即就诊。为有效防控新型冠状病毒感染的肺炎疫情，合理疏导就诊孕产妇，防治肺炎疫情蔓延扩散，保障医疗救治工作和日常医疗服务有序开展，应做到以下几点。

（1）来院就诊的孕产妇及家属应全程正确佩戴口罩，主动接受体温检测。如有家属感冒及发热，不要陪伴孕产妇来院就诊。

（2）如出现发热、咳嗽等症状及近2周内有疫情接触等流行病学病史等孕产妇应首先进行预诊分诊，测量体温并由专门人员指引到指定发热门诊就诊。

（3）孕妇因分娩过程中体力消耗、失血、大量水分丢失、机体内环境紊乱致抵抗力下降，产后成为易感人群。无症状的感染者在此期间可能出现临床症状，如出现产后发热，在排除产褥期感染及乳胀、乳腺炎等产科情况后，要警惕呼吸道感染的可能性，如肺炎、肺结核、病毒性感冒等，目前已发现部分病例在产后6～48h内出现发热，而疑似新型冠状病毒感染，因此建议除常规的呼吸道病毒筛查外，可完善肺部CT检查，疑似病例需进一步行病原学检查以确诊。

（4）孕产妇感染新型冠状病毒肺炎期间就诊流程（见图9-1）。

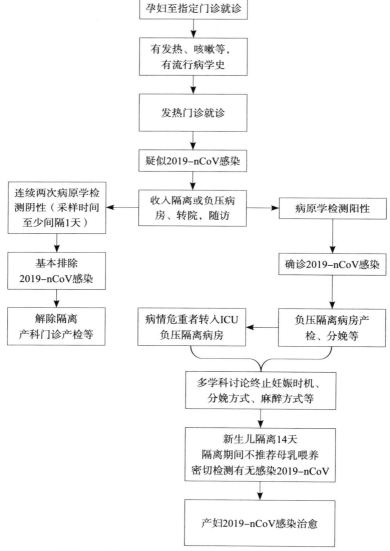

图9-1 孕产妇感染新型冠状病毒肺炎期间就诊流程

第二节　孕产妇居家自我防护

（1）尽量减少外出，房间每天定时开窗通风。减少生鲜食物的摄入。咳嗽、打喷嚏时用纸巾、毛巾遮住口鼻，每天补充复合维生素。

（2）母乳喂养。①疑似病例及未痊愈的确诊病例不建议母乳喂养。②研究表明，洛匹那韦、利托那韦可通过大鼠乳汁分泌，是否可通过人类乳汁分泌尚不确定。因此，服用该药期间不建议母乳喂养。③母乳喂养应注意手和乳房的清洁卫生。

第三节　知 识 链 接

《孕产妇2019-nCoV感染防控专家共识》

（1）2019-nCoV感染孕产妇，应根据医疗行政管理部门规定集中收治，并告知其不良妊娠结局的风险。

（2）在2019-nCoV感染流行期间，对所有就诊孕妇，应询问是否有流行病学史，并重点筛查2019-nCoV感染的临床表现。

（3）胸部影像学检查，尤其是CT，对2019-nCoV感染孕妇的病情评估具有重要的参考价值。

（4）发现疑似或确诊2019-nCoV感染的孕产妇，应按传染病疫情上报，并按要求收入隔离病房，有条件者收入负压隔离病房。

（5）2019-nCoV感染孕妇的产前检查和分娩，尽量在负压隔离或隔离病房进行，参与诊治及管理的医护人员须按要求穿戴防护设备。

（6）分娩时机宜个体化，应综合考虑母儿情况、孕周及分娩条件等具体情况，分娩方式依据产科指征选择。

（7）2019-nCoV感染孕妇需手术分娩时，麻醉方式可以选择区域性麻醉或全身麻醉，具体麻醉方式依据具体情况选择。

（8）目前不能确定是否有母胎垂直传播，新生儿应隔离至少14天，在此期间不推荐直接母乳喂养。建议母亲定期挤出乳汁，保证泌乳，直到排除或治愈2019-nCoV感染后方可母乳喂养。应由多学科团队联合管理2019-nCoV感染孕产妇及其分娩的新生儿。

（9）推荐产科、新生儿科等相关专业专人管理2019-nCoV感染孕产妇，防止交叉感染。医护人员必须每天监测有无发热、咳嗽等临床表现，若出现2019-nCoV感染应隔离治疗。

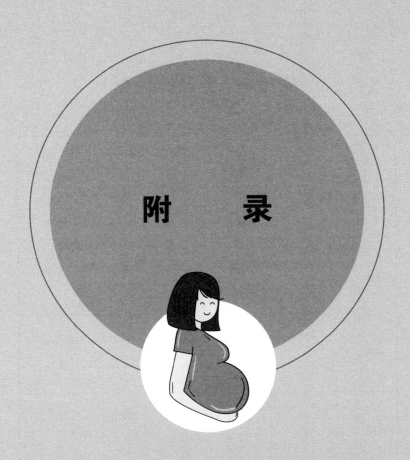

附　　录

附录一　胎动计数卡

孕周		1	2	3	4	5	6	7
28周	早							
	中							
	晚							
29周	早							
	中							
	晚							
30周	早							
	中							
	晚							
31周	早							
	中							
	晚							
32周	早							
	中							
	晚							
33周	早							
	中							
	晚							

孕周		1	2	3	4	5	6	7
34周	早							
	中							
	晚							
35周	早							
	中							
	晚							
36周	早							
	中							
	晚							
37周	早							
	中							
	晚							
38周	早							
	中							
	晚							
39周	早							
	中							
	晚							
40周	早							
	中							
	晚							

助产士门诊手册

附录二　分娩计划书

序号

广州医科大学附属第三医院

分娩计划书

姓名：　　　　　年龄：　　　学历：　　　填表日期：

孕次：　产次：　孕周：　　　预产期：

电话号码：　　　　　　　　门诊号：

妊娠高危因素：

妊娠期间根据您和家属的想法制订适合您的分娩计划，包括您想采用何种分娩方式、分娩过程希望得到哪些帮助，以便我们尽可能地满足您和家属的意愿。

【产前】

（1）咨询内容：

□导乐　　　□妊娠期管理　　□分娩知识　　　□瘢痕子宫

□臀位　　　□双胎　　　　　□其他

（2）"孕妇学校"已学习课程：

□妊娠期体重管理与饮食　　　□分娩的准备与配合

□分娩减痛方法　　　　　　　□导乐课程

□糖尿病的管理　　　　　　　□母乳喂养及新生儿护理

□产褥期护理　　　　　　　　□盆底专科知识

□其他

（3）理想分娩方式：

□传统体位分娩　　　　□自由体位分娩

□剖宫产　　　　　　　□异常情况听从医生建议

（4）希望陪伴分娩的人：

□导乐人员　　　　□丈夫　　　　　□其他女性家属

（5）希望参加的实践操作课：

□分娩球的应用　　□孕妇操　　　　□分娩体验课堂

□孕晚期按摩　　　□准爸爸课堂　　□其他：

【分娩时】

（6）住院期间我的饮食：

□由医院提供　　　　□由家属提供　　　　□其他

（附注：糖尿病产妇建议订制医院糖尿餐）

（7）待产时我希望：

□自由体位：站立、跪式、蹲式或俯撑式等，让我的胎儿能有最大的空间通过我的骨盆

□保持主动，采取舒适体位　　　□躺在床上待产

（8）待产过程中我希望药物镇痛与导乐陪伴联合使用：

□是　　　　　□否　　　　□听从工作人员建议

（9）待产过程中我希望使用的非药物镇痛方法（可多选）：

□下床活动，分散注意力　□音乐疗法　　　□分娩球

□呼吸及自我放松　　　　□豆袋热敷

□按摩舒缓（导乐）　　　□催眠分娩

□分娩操（骨盆运动）

□分娩镇痛仪（经皮神经电刺激疗法）

□中医疗法

（10）我希望胎儿附属物的处置方式（可多选）：

□自取胎盘（当胎盘需要送病理检查时，交由医院处置）

□交由医院处理　　　　　　　□存储脐带血

□存储胎盘、脐带干细胞　　　□其他

（11）导乐时我希望选择（可多选）：

□制订个体化的分娩计划

□提供心理疏导、情感支持，缓解不良情绪，增强分娩信心

□合理使用物理镇痛项目，促进舒适，加快产程进展

□产程中指导自由体位，促进产程进展

□指导家属科学陪产，共同参与分娩过程，升级分娩体验，降低负面情绪

□指导并协助早接触、早吸吮

【婴儿护理】

（12）我希望母婴皮肤接触的时间：

□分娩后即刻皮肤接触，建立情感连接

□爸爸即刻与婴儿进行皮肤接触（导乐）

□我休息后进行皮肤接触

（13）宝宝断脐：

□延迟断脐　　　　　　□爸爸断脐（导乐）

□出生后尽快断脐

（14）宝宝娩出后：

□我希望给婴儿拍照

□我希望自己给婴儿拍照，但还是遵守医院的规定

（15）婴儿喂养：

□我希望母乳喂养

助产士门诊手册

□如母乳不够，我希望给宝宝喂葡萄糖水或代乳品

□假如我母乳喂养有困难，我非常希望能得到助产士的全力支持

【产褥期】

（16）我希望出院后继续服务，如：产后伤口护理、母乳喂养、盆底康复：　　　□是　　　□否

附录三　您的运动处方

姓名：　　　年龄：　　　孕周：　　　备注：

日常运动安排

　　准备活动5～10min，活动躯干及四肢关节。

　　正式活动方式：□孕期瑜伽　　□分娩球　　□分娩操

　　整理活动5～10min，进行慢走，不要突然停止，以预防头晕等不适。

　　每周活动3～5次，如果能够每天1次最好

　　建议助产士评估指导后进行相关运动。

　　运动时避免下列情况：长时间超负荷运动、感冒时运动、速度过快、做较大的力量练习、憋气、进食后立刻活动等。

　　其他：

　　　　　　　　　　　　　　　　助产士：

　　　　　　　　　　　　　　　　日期：

运动打卡表

周一	周二	周三	周四	周五	周六	周日

备注：孕期运动绝对禁忌证。

（1）胎膜破裂。

（2）早产迹象。

（3）不明原因的持续阴道流血。

（4）前置胎盘。

（5）子痫前期。

（6）宫颈功能不全。

（7）胎儿宫内生长受限。

（8）高危多胎妊娠（如三胎）。

（9）严重的心血管疾病等。

运动处方是按照有氧运动的需求，达到规定的强度与实践，从而实现锻炼心肺功能、调节免疫功能的运动。

附录四　陪产评估试卷

填表日期：　　　　年　　　　月　　　　日

（产妇）姓名：　　　　　　学历：　　　　职业：

（陪产者）姓名：　　　　　学历：　　　　职业：

与产妇关系：

1. 您是否晕血？（　　　　）

A. 是　　　B. 否　　　C. 不知道

2. 您是否参加孕妇学校的课程？（　　　　）

A. 是　　　B. 否

3. 您是否学习过呼吸方法？（　　　　）

A. 是　　　B. 否

4. 分娩前后下列哪项食物不能吃？（　　　　）

A. 粥　　　B. 巧克力

C. 人参鹿茸鸡汤　　　D. 瘦肉汤

5. 在产程中可以使用的物理镇痛方法有（可多选）

（　　　　）

A. 豆袋热敷　　　B. 分娩球运动

C. 呼吸方法　　　D. 分娩镇痛仪

E. 分娩操运动　　　F. 音乐疗法

G. 按摩舒缓　　　H. 自由体位

6. 宫口开到多大，才能鼓励产妇用力？（　　　　）

A. 3cm　　　B. 5cm　　　C. 8cm　　　D. 10cm（开全）

7. 您在陪产期间可以协助产妇进行下列哪些内容？（可

多选）（　　　　　　）

A．不停地鼓励妻子，让她加油。

B．协助妻子少量多次进食高热量易消化的食物，补充能量。

C．协助使用物理镇痛方法按摩，擦汗，情绪上安抚妻子。

D．子宫口未开全，可侧卧及提醒其不要用力，镇痛时鼓励其深呼吸松弛。

E．宝宝诞生了，不要忽略妻子。

F．宫缩间歇期，陪产者可替产妇按摩大小腿，为她擦汗并协助她进行放松。

G．当护士准备为产妇接生时，请合作及提醒产妇勿触摸已消毒的布类。

H．分娩后，可协助产妇进行早接触、早吸吮，以促进亲子关系。

8．您在陪产期间，陪产者在何种情况下需寻求医护人员的帮助？（可多选）（　　　　　　）

A．头晕　　　　　B．呕吐

C．需要大小便　　D．暂停陪产项目

E．需要拍照留念者（拍照对象只能是产妇、丈夫及婴儿）

9．您知道入院需要带什么东西吗？请将其罗列出来。

附录五　群组化项目调查问卷

姓名：_____　　联系方式：_____　　填表日期：_____

1．您对助产士的专业和态度是否满意？

A．满意　　　　　　B．一般

C．不满意，建议改善的方面：_____

2．您觉得此课程时间长度安排是否合理？

A．刚好，可以接受　B．太短了，_____h，比较适合

C．太长了，_____h，比较适合

3．此课程中途加入游戏环节能否调动氛围，提高您和家属的参与度？

A．可以　　　　　　B．一般　　　　　C．不可以

4．此项目为收费项目，每次每个家庭收费100元，您觉得这个费用

A．合理　　　　　　B．不合理，建议收费_____元

5．本次课程是否能解答您上课前的所有疑问？

A．全部解决

B．部分，还没有解决的问题：_____

C．没有，没有解决的问题：_____

6．本次课程对于缓解产前焦虑是否有帮助？

A．非常大　　　　　B．一般　　　　　C．没有

7．本次课程是否能增加您对分娩的信心？

A．非常有帮助　　　B．一般　　　　　C．没有

附录六 血糖登记表

血糖监测与饮食记录表（请注明单胎还是双胎）

目标血糖：【妊娠期糖尿病】空腹：3.3～5.3 mmol/L；餐前：3.3～5.6 mmol/L；餐后2h及睡前：4.4～6.7 mmol/L
【糖尿病合并妊娠】空腹及餐前：3.3～5.6 mmol/L；餐后2h：5.6～7.1 mmol/L
【产后血糖】空腹：3.9～6.1 mmol/L；餐后2h及睡前：4.4～7.8 mmol/L

身高（cm）：　　　；孕前体重（kg）：　　　糖耐孕周：　　　w　空腹：　　　1h：　　　2h：　　　；糖化血红蛋白结果（孕周）：

孕周体重变化/kg

产检体重变化/kg

B超估重变化/kg

日期	孕周	居家体重/kg	空腹	早餐			午餐			晚餐			睡前血糖	备注
				餐前血糖	餐后2h血糖	点心餐	餐前血糖	餐后2h血糖	点心餐	餐前血糖	餐后2h血糖	点心餐		

参 考 文 献

陈洁，2019．产后尿潴留的发生原因及护理进展［J］．护理研究，
　（52）：183．

陈媛华，2019．孕期妇女心理护理浅析［J］．心理医生，25（3）：
　189-190．

崔焱，仰曙芬，2017．儿科护理学［M］．6版．北京：人民卫生出
　版社．

国家卫生计生委办公厅，2016．关于印发三级和二级妇幼保健院评审标
　准实施细则（2016年版）的通知［J］．中华人民共和国国家卫生和计
　划生育委员会公报（08）：78-408．

韩容，赵媛，蒋成刚，2019．孕期焦虑、失眠的临床特征及失眠的认知
　行为治疗疗效分析［J］．中华诊断学电子杂志，7（3）：173-178．
　DOI：10．3877/cma．j．issn．2095-655X．2019．03．008．

何青，胡佳佳，周伯荣，等，2016．围产期抑郁患者围产期不同阶段
　性激素的变化特征［J］．中华围产医学杂志，19（5）：340-344．
　DOI：10．3760/cma．j．issn．1007-9408．2016．05．006．

黄丽芳，利颖，2015．在分娩过程中使用导乐分娩球对产妇的疼痛程
　度、产程及分娩结局的影响［J］．全科护理，13（8）：706-707．

黄文敏，丘驰，唐静，2021．妊娠期腰痛的研究进展［J］．现代临床医
　学，47（05）：358-361．

黎丹，黄剑青，张兵，等，2019．二胎政策开放后对高龄经产妇妊娠特
　征及妊娠结局的影响［J］．中国妇幼卫生杂志，10（1）：51-53，
　56．DOI：10．19757/j．cnki．issn1674-7763．2019．01．013．

李娟，高坎坎，容莉莉，等，2018．新生儿侵袭性感染B族链球菌的耐
　药表型及耐药机制［J］．中华实验和临床感染病杂志（电子版），12
　（01）：20-27．

李松，洪世欣，王太梅，等，2001．出生缺陷监测及其应用［J］．中华

流行病学杂志，22（3）：172-175.

李政，陈倩，2021. 美国妇产科医师学会妊娠合并心脏病临床实践指南（2019版）解读［J］. 中华围产医学杂志，24（02）：135-140.

林君，宋成宪，李舜，等，2020. 围生期耻骨联合分离的研究进展［J］. 中国妇幼保健，35（04）：774-777.

刘兴会，贺晶，漆洪波，2018. 助产［M］. 1版. 北京：人民卫生出版社：398.

牛彩东，2019. 孕期营养指导在孕妇保健中的应用分析［J］. 中国保健营养，29（23）：348-349.

潘惜雨，孟金玉，宋坤，2021. 妊娠期急性脂肪肝研究进展［J］. 现代妇产科进展，30（03）：227-229，232.

漆洪波，杨慧霞，2018. 孕前和孕期保健指南（2018）［J］. 中华妇产科杂志，53（01）：7-13.

乔海燕，2020. 个体化指导的孕期营养干预和心理干预在围生保健中对产妇心理状态的影响分析［J］. 中国保健营养，30（5）：336.

秦娜，孙养玲，2019. 产科护理门诊进行个体化孕期营养指导的临床效果［J］. 中国保健营养，29（19）：162-163.

孙霞，董春忠，陈玉香，等，2021. 妊娠中晚期TORCH感染与出生缺陷发生关系分析［J］. 中国计划生育学杂志，29（01）：149-151，155.

唐丽娟，孔祥，郝圆圆，等，2015. 孕妇产前心理状态的心理社会影响因素［J］. 中国健康心理学杂志（7）：1118-1120. DOI：10.13342/j. cnki. cjhp. 2015. 07. 045.

王芬，陈风仁，李燕，等，2019. 分娩恐惧和产前焦虑的特征及其对分娩的影响［J］. 中国妇幼健康研究，30（7）：811-816. DOI：10.3969/j. issn. 1673-5293. 2019. 07. 008.

王乔仙，2019. 孕期膳食营养指导对孕期营养状况及妊娠结局影响观察［J］. 中国保健营养，29（14）：76.

王文杰，2020. 探讨孕期营养指导对初产妇妊娠结局的积极影响［J］. 医学食疗与健康，18（4）：23，25.

王席伟，2011. 助产学［M］. 1版. 北京：人民卫生出版社：91.

王晓娜，丛桂敏，冯小静，等，2019. 围产期孕妇生殖道B族链球菌感染高危因素分析及母婴结局探讨［J］. 微生物学免疫学进展，47（01）：44-48.

王璇，秦娜，2020. 探析产科门诊开展孕期营养指导临床价值［J］. 中国保健营养，30（10）：124.

王元钊，2018. 防治妊娠期痔疮学会三步走［J］. 家庭医学（下半月），（05）：24-25.

王智慧，2019. 孕期膳食营养指导对孕期营养状况及母婴的影响价值评价［J］. 中国保健营养，29（2）：310-311. DOI：10. 3969/j. issn. 1004-7484. 2019. 02. 398.

肖湛松，陈秋珍，樊尚荣，2021. 围产期B族链球菌感染的预防［J］. 中华产科急救电子杂志，10（03）：184-189.

谢幸，苟文丽，2013. 妇产科学［M］. 8版. 北京：人民卫生出版社：149.

谢幸，孔北华，段涛，2018. 妇产科学［M］. 9版. 北京：人民卫生出版社.

徐鑫芬，熊永芳，余桂珍，2021. 助产临床指南荟萃［M］. 北京：科技出版社：207-218.

杨丽菲，李菁，胡瑞，等，2020. 人乳脂肪酸组分与新生儿母乳性黄疸的相关性分析［J］. 中国当代儿科杂志，22（12）：1256-1260.

杨薇，李晓瑞，2021. 孕产妇围生期深静脉血栓的预防和护理进展［J］. 新疆医学，51（02）：221-225.

岳晓燕，李艳，薛梦洋，2020. 孕期营养指导应用于围产期孕妇保健工作的效果观察［J］. 中国保健营养，30（25）：343.

翟巾帼，陈小荷，沈健，等，2021. 助产士门诊临床实践专家共识的构建［J］. 护理学报，28（05）：62-65.

张为远，余艳红，2014. 剖宫产手术的专家共识（2014）［J］. 中华妇产科杂志，49（10）：721-724.

张晓雁，廖晚容，曹秀群，等，2020. 孕期膳食营养保健指导对妊娠期糖尿病妊娠结局的影响［J］. 中国现代药物应用，14（10）：226-227.DOI：10.14164/j.cnki.cn11-5581/r.2020.10.107.

张宗玲，2020．孕期营养指导在妇产科中的有效应用及重要性分析
　　［J］．中国保健营养，30（14）：353.

中国医药教育协会，2020．中国临床合理补充叶酸多学科专家共识
　　［J］．中国医学前沿杂志（电子版），12（11）：19-37.

中国医师协会妇产科医师分会母胎医师专业委员会，中华医学会妇产科
　　分会产科学组，中华医学会围产医学分会，等，2020．妊娠期与产褥
　　期新型冠状病毒感染专家建议［J］．中华围产医学杂志，23（02）：
　　73-79．DOI：10. 3760/cma. j. issn. 1007-9408. 2020. 02. 001

中华人民共和国国家卫生健康委员会，2020．中华人民共和国国家卫
　　生健康委员会公告（2020 年第1号）［EB/OL］．（2020-01-20）
　　［2020-01-25］．http://www. nhc. gov. cn/xcs/zhengcwj/202001/4
　　4a3b8245e8049d2837a4f27529cd386. shtml.

中华医学会妇产科学分会产科学组，2018．孕前和孕期保健指南
　　（2018）［J］．中华妇产科杂志，53（1）：7-13．DOI：10.
　　3760/cma.j.issn.0529-567x.2018.01.003.

中华医学会妇产科学分会产科学组，2015．胎膜早破的诊断与处理指南
　　（2015）［J］．中华妇产科杂志，50（1）：161-167.

中华医学会妇产科学分会产科学组，2012．胎盘早剥的临床诊断与处理
　　规范［J］．中华妇产科杂志，47（12）：957-958.

中华医学会妇产科学分会产科学组，2018．孕前和孕期保健指南
　　（2018）［J］．中华妇产科杂志，53（1）：7-13.

中华医学会妇产科学分会妊娠期高血压疾病学组，2015．妊娠期高血压
　　疾病诊治指南（2015）［J］．中华妇产科杂志，50（10）：721-728.
　　DOI：10.3760/cma.j.issn.0529-567x.2015.10.001.

中华医学会妇产科学分会妊娠期高血压疾病学组，2020．妊娠期高血压
　　疾病诊治指南（2020）［J］．中华妇产科杂志，（04）：227-238.

中华预防医学会儿童保健分会，2019．婴幼儿喂养与营养指南[J]．中国
　　妇幼健康研究，30（04）：392-417.

钟洁，刘琴，阳秀芳，2017．产后宫缩痛临床治疗的研究进展［J］．医
　　学综述，23（14）：2775-2779.

朱雨婷，王新新，孔祥，等，2019．妊娠期便秘的研究进展［J］．国际

医药卫生导报，（11）：1837-1839.

ACOG，2019. Practice Bulletin No. 202：gestational hypertension and preeclampsia [J]. Obstet Gynecol, 133（1）：e1-e25.DOI：10.1097/AOG.0000000000003018.

ALEXOPOULOS A S, BLAIR R, PETERS A L, 2019. Management of preexisting diabetes in pregnancy：a review [J]. JAMA, 321（18）：1811-1819.DOI：10.1001/jama.2019.4981.

American Diabetes Association, 2020. Management of Diabetes in Pregnancy. Standards of Medical Care in Diabetes-2020 [J]. Diabetes Care, 43（Suppl1）：S183-S192.DOI：10.2337/dc20-S014.

CHITAYAT D, MATSUI D, AMITAI Y, et al, 2016. Folic acid suppiementation for pregnant women and those planning pregnancy：2015 update [J]. Journal of clinical pharmacology, 56（2）：170-175.

FEIGDS, DONOVANLE, CORCOYR, et al, 2017. Continuous glucose monitoring inpregnant women with type1 diabetes（CONCEPTT）：amulticent reinternational randomised controlledtrial [J]. Lancet, 390（10110）：2347-2359.DOI：10.1016/S0140-6736（17）32400-5.

LANCET T, 2020. Emerging understandings of 2019-nCoV [J]. Lancet, Jan 24. pii. S0140-6736（20）30186-0. DOI：10.1016/S0140-6736（20）30186-0. [Epub ahead of print].

MANGESI L, HOFMEYR G J, SMITH V, et al, 2015. Fetal movement counting for assessment of fetal wellbeing [J]. Cochrane Database Syst Rev, 82（10）：CD004909.

MUTZ-DEHBALAIE I, SCHEIER M, JERABEK-KLESTIL S, et al, 2014. Perinatal mortality and advanced maternalage [J]. Gynecol ObstetInvest, 77（1）：50-57.DOI：10.1159/000357168.

National Institute for Health and Care Excellence, 2019. Diabetes in pregnancy：management of diabetes and its complications from preconception to the postnatal period [EB/OL]. [2019-10-20]. https://www.nice.org.uk/guidance/ng3.

NIELSEN L R, PEDERSEN-BJERGAARD U, THORSTEINSSON B,

et al, 2008. Hypoglycemiain pregnant women with type1diabetes: predictor sand role of metabolic control [J] . Diabetes Care, 31（1）: 9–14.DOI: 10.2337/dc07–1066.

OLIPHANT S S, BOCHENSKA K, TOLGE M E, et al, 2014. Maternal lower urinary tract injury at the time of cesarean delivery [J] . Int Urogyne– col J, 25（12）: 1709–1714.

PÉREZ–MORENO M, 2017. Group B streptococcal bacteriuria during pregnancy as a risk factor for maternal intrapartum colonization: a prospective cohort study [J] . Journal of medica lmicrobiology, 66（4）: 454–460.

World Health Organization, 2001. Iron deficiency anaemia: assessment, prevention and control [EB/OL] . Geneva: World Health Organization, [2014–04–12] . http://www.who. int/nutrition/publications/micronutrients/anaemia_iron_deficiency/WHO_NHD_01.3/en/index.html.

World Health Organization, 2008. Worldwide prevalence of anemia 1993–2005 [EB/OL] . Geneva: World Health Organization, [2014–04–12] . http://whqlibdoc.who.int/publications/2008/9789241596657_eng.pdf.

World Health Organization, 2011. Hemoglobin concentrations for the diagnosis of anemia and assessment of severity [EB/OL] . Geneva: World Health Organization, [2014–04–12] . http://www.who.int/vmnis/indicators/haemoglobin.